LE JEÛNE

Ce livre
vous expliquera ce qu'est vraiment le jeûne : la méthode la plus efficace et la moins dangereuse pour se débarrasser des kilos superflus, le moyen le plus naturel d'éliminer impuretés et toxines accumulées au fil des ans. Résultat secondaire, mais non négligeable : l'épiderme retrouve son éclat et les tissus leur fermeté.
C'est le premier livre qui, tel un médecin, vous guidera tout au long d'une semaine de jeûne. Semaine que vous organiserez tout seul, chez vous ou en vacances. Vous y trouverez successivement les précisions nécessaires pour vous préparer au jeûne, sur ce qu'il convient de faire pendant le jeûne, enfin sur la conduite à suivre pour l'interrompre et reprendre une alimentation normale. Il vous permettra de vivre cette semaine de jeûne de la façon la plus sûre qui soit, sans avoir faim et en pleine forme.
Plus d'un demi-million de personnes déjà ont jeûné avec succès en suivant ce guide, qui fut, à l'origine, celui de la semaine de jeûne télévisée par la Radiodiffusion bavaroise.
Les lettres enthousiastes que reçurent l'éditeur et l'auteur sont là pour témoigner que nombre de ces jeûneurs l'on fait sans cesser de travailler.
Nous avons consacré tout un chapitre à la cure de jeûne clinique, l'un des traitements les plus efficaces des maladies d'origine alimentaire et des maladies chroniques du métabolisme.

Le docteur Hellmut Lützner
est spécialiste de médecine nutritionniste. Né en 1928 dans le Erzgebirge, il fait ses études de médecine à Kiel et à Munich. Il se spécialise en physiothérapie à Dresde et à Berlin-Est. Il exerce pendant douze ans à la clinique de jeûne « Buchinger ». Depuis 1975, il est médecin chef de la clinique de jeûne Kurpark à Überlingen/Bodensee.

DR HELLMUT LÜTZNER

LE JEÛNE

Maigrir, éliminer, se désintoxiquer

terre vivante

Depuis 1979, **Terre vivante** vous fait partager ses expériences en matière d'écologie pratique : jardinage bio, habitat écologique, alimentation saine et bien-être, consommation responsable… à travers :
– l'édition de livres pratiques,
– le magazine *Les 4 Saisons du jardin bio*,
– un centre écologique, proposant des stages pratiques,
– un portail internet, www.terrevivante.org

Le catalogue des ouvrages publiés par **Terre vivante** est disponible sur simple demande et sur internet.

Terre vivante, domaine de Raud, 38710 Mens.
Tél. : 04 76 34 80 80. Fax : 04 76 34 84 02. Email : info@terrevivante.org
www.terrevivante.org

Couverture : Op. Cit.
Photos de la couverture : Gauche : © BSIP PURESTOCK. Haut droite : © Juniors Bildarchiv/Sunset. Bas droite : © Riou/Sucré Salé.
Photos de l'intérieur : p. 25 : © beawolf/Fotolia, p. 33 : © Suprijono Suharjoto/Fotolia, p. 43 : © Martina Bock/Fotolia, p. 71 : © Yannik Labbe/Fotolia, p. 89 : © Olga Lyubkina /Fotolia

Isbn : 978-2-914717-53-3

Édition originale : *Wie neugeboren durch Fasten*, Gräfe und Unzer GmbH, Munich.
La traduction a été effectuée à partir de la 13e édition parue en 1983 par Jean-Michel Florin et Robert Haby.

SOMMAIRE

PROGRAMME DE LA SEMAINE DE JEÛNE

JEÛNER CORRECTEMENT ET SANS EFFORT

LA FIN DU JEÛNE ET LA REPRISE PROGRESSIVE DE L'ALIMENTATION

LE JEÛNE THÉRAPEUTIQUE EN CLINIQUE

Avant-propos

Il nous a semblé indispensable, au seuil de ce livre, d'expliquer pourquoi nous l'éditons. Le jeûne est pratiquement ignoré du grand public français ainsi que de notre corps médical. Très populaire en Allemagne, en Suisse et dans les pays scandinaves, il s'inscrit souvent dans la thérapie prescrite, et les médecins comme les cliniques spécialisés dans cette technique y sont très nombreux. Les jeûnes de courte durée sont souvent entrés dans les mœurs, et il n'est pas rare de voir certaines gens pratiquer des jeûnes de longue durée sans aucune difficulté apparente : tel ce médecin cancérologue, chef de clinique, qui, avec une partie de son personnel, jeûne régulièrement quarante jours par an, à l'intérieur de la clinique, sans cesser ses activités. Telle cette mère de famille qui jeûne périodiquement pendant plus d'un mois, tout en préparant une délicieuse cuisine pour ses quatre enfants.

Il nous fallait, pour introduire ce sujet, un livre simple, pratique, clair. Cet ouvrage, de plus, devait offrir à l'usager une sécurité sans faille. Le livre du docteur Lützner correspond parfaitement à cet objectif. Il explique toutes les petites difficultés du jeûne et vous apprend à les réduire et à les éliminer. La faim n'a ici aucune place, et c'est à une expérience exceptionnelle que vous êtes convié.

Enfin et surtout, nous n'aurions pas édité ce livre si nous n'étions pas nous-même convaincus des vertus du jeûne et cela pour l'avoir nous-même expérimenté. L'effort à fournir est dérisoire, face à l'importance des résultats obtenus :

– Des conditions physiques améliorées : perte d'embonpoint, protection contre un vieillissement prématuré, élimination des toxines, prévention générale dans les cas d'individus à facteur de risques élevé ;

– Des conditions intellectuelles et spirituelles nouvelles : le jeûne facilite simultanément l'introspection et l'extériorisation. Il entraîne à la fois un retour sur soi et une plus grande sensibilité, bientôt suivie d'une plus grande disponibilité au monde extérieur. En ce sens, il représente une méthode privilégiée d'accroissement de la conscience et débouche sur une attention plus vive, une plus grande capacité de décision, une meilleure qualité de l'état de veille.

Une précision importante, enfin :

Le jeûne ne s'oppose pas à la gastronomie : c'est une autre expérience mais d'un enrichissement comparable : ce sont là deux méthodes de raffinement et d'irremplaçables façons d'apprécier la vie.

Terre Vivante.

Qu'est-ce que le jeûne ?

Jeûner, tout le monde sait ce que c'est

Manger et s'en abstenir sont comme veille et sommeil, concentration et détente : des pôles entre lesquels oscille notre vie. Manger le jour et jeûner la nuit font si intimement partie de notre rythme de vie que personne ne s'interroge à ce sujet. Ce n'est que lorsque nous dînons un peu tard le soir que nous remarquons un certain manque d'appétit le lendemain matin. C'est un symptôme naturel qui nous signale que le jeûne n'a pas encore pris fin, qu'il doit se poursuivre encore.

Vivre sur soi

Ce n'est pas par hasard si les Anglais désignent le petit déjeuner sous le terme de « breakfast », c'est-à-dire « l'interruption du jeûne » . Celui qui n'a pas suffisamment jeûné pendant la nuit ne ressent pas le besoin de « breakfast » au matin.

L'homme passe de douze à quatorze heures par jour à veiller, à travailler, à s'alimenter, à communiquer avec le monde extérieur par des actions et des réactions.

Il lui reste de dix à douze heures nocturnes à consacrer au métabolisme, c'est-à-dire à la destruction, à la transformation et à l'élaboration de substances organiques. C'est dans ses réserves qu'il va puiser l'énergie nécessaire à ce processus. Pendant le jeûne nocturne, l'individu s'occupe uniquement de soi : il dort, se repose. Le calme, la confiance, une douce chaleur, l'aident à vivre seul en soi-même.

Ce sont là les principes fondamentaux de tout jeûne, ceux que vous retrouverez partout dans ce livre.

---

* Déjeuner signifie littéralement en français « rompre le jeûne » (N.d.T.).

Jeûne et maladie

Le malade lui aussi a besoin de calme, de sécurité, de chaleur. Il désire lui aussi, et plus que jamais, être seul avec soi-même. L'enfant qui a de la fièvre repousse toute nourriture et ne réclame que des boissons fraîches. Le chien malade se blottit dans sa niche et ne mange rien des jours durant.

Ceux qui sont malades font instinctivement ce qu'il faut faire : ils jeûnent.

L'organisme malade doit consacrer temps et forces à sa propre guérison. C'est des réserves de nourriture emmagasinées dans le corps qu'il va tirer l'énergie nécessaire à la restauration des cellules atteintes et à l'élaboration de cellules neuves. En jeûnant il économise les 30 % de l'énergie, qui, dans le métabolisme, sont couramment dévolus à la digestion. Cette énergie rendue disponible, il s'en servira pour guérir.

Fièvre et jeûne, une assistance à la guérison

Lorsqu'on a de la fièvre ou certaines maladies, le besoin de jeûner que l'on éprouve d'instinct est une aide merveilleuse de la nature. Plus précisément, la fièvre et le jeûne sont des remèdes remarquablement efficaces car :

- ils ont un grand pouvoir de destruction des bactéries pathogènes ;
- ils empêchent la propagation et la prolifération des virus ;
- ils augmentent les capacités défensives du sang et des cellules ;
- ils accélèrent l'élimination des substances toxiques.

Jeûne et performances

Vous savez d'expérience sans doute que la force, la rapidité, l'endurance et la capacité de réflexion ne sont pas le résultat direct de l'absorption de nourriture. La sagesse populaire dit au contraire que « ventre plein n'est pas studieux ». On pense mieux et plus rapidement à jeun.

Tirer ses forces de la nourriture emmagasinée

Aucun alpiniste ne s'alimentera avant d'entreprendre une course. En partant vers trois heures du matin il poursuivra son ascension pendant les trois, quatre ou cinq heures qui correspondent à la fin de la période de jeûne nocturne. Ce n'est qu'après qu'il déjeunera.

Aucun coureur ne peut battre de record s'il a mangé avant le départ.

Ces quelques exemples montrent clairement que l'homme ne tire pas directement ses forces de la nourriture. Il dispose de réserves accumulées sous forme de dépôts, rapidement et rationnellement disponibles. Il n'en va pas de même des forces qu'il faut puiser dans un repas. En effet, celles-ci ne sont disponibles qu'après un travail digestif préalable, demandant du temps et de l'énergie.

Posez-vous les questions suivantes :

- À quel moment suis-je le plus à l'aise pour agir ?
- À quand remonte alors mon dernier repas ?
- Ai-je à cette occasion mangé beaucoup, peu ou presque rien ?
- Ai-je absorbé des stimulants du genre café, thé, coca-cola, alcool ?
- Ai-je fumé ?

Une autre observation nous permettra de mieux réfuter encore le vieux préjugé selon lequel l'homme puise directement ses forces dans la nourriture :

On ne ressent pas la faim lorsque l'on fait du sport

Non seulement, en effet, on ne ressent aucune faim pendant un exercice de sport ou d'endurance, mais le plus souvent on ne la ressent pas non plus après cet exercice. On étanche d'abord sa soif. La faim ne se fait sentir que beaucoup plus tard.

Les sportifs connaissent bien le lien qu'il y a entre performance et jeûne. Ils savent que c'est l'énergie que tire l'organisme de ses propres réserves qui permet de réaliser des exploits.

500 km sans s'alimenter

Lors du jeûne, le métabolisme évite la perte d'énergie due au travail digestif, ce qui permet la mobilisation de toutes les forces physiques. Il est même possible de vivre sans absorber de nourriture pendant des jours et des semaines et de réaliser simultanément des exploits étonnants. Le médecin suédois Otto Karl Aly rapporte la longue marche effectuée en jeûnant par vingt Suédois, persuadés que l'homme est capable de performances tout en vivant sur ses réserves. Ces hommes ont marché de Göteborg à Stockholm – 500 kilomètres en dix jours ; 50 kilomètres par jour – sans absorber autre chose que des boissons : un peu de jus de fruit et environ trois litres d'eau par jour. Le Dr Aly raconte que, bien qu'ils aient perdu de 5 à 7 kg chacun, ils étaient en pleine forme à l'arrivée à Stockholm, de très bonne humeur et nullement épuisés ; et qu'ils avaient au contraire une énergie et une résistance accrues.

Jeûne et repas de fête

Que serait la vie sans la fête ? Dans toute fête il y a un repas, et dans le monde entier les repas de fête vont au-delà des besoins quotidiens ; ils sont toujours démesurés, exagérés, luxueux. Ils visent à satisfaire des besoins fondamentaux de convivialité, de plaisir, de sensualité, d'exceptionnel. Leur but n'est pas d'apaiser la faim. Ce sont des jeux et des tournois au couteau, à la fourchette ou à la bouteille.

Jeûner avec la gueule de bois

Le lendemain c'est la gueule de bois, la nausée ou le manque d'appétit. Pourquoi ne pas jeûner alors ? L'organisme a pourtant besoin d'une sérieuse compensation. Pourquoi ne pas le satisfaire ?

Après un repas de fête quelconque, on devrait jeûner de façon tout à fait naturelle jusqu'à ce que l'appétit revienne, que cela prenne quelques heures ou quelques jours.

Le deuxième programme énergétique de l'organisme

Les deux programmes énergétiques chez l'être humain

PROGRAMME N° 1 :
Se nourrir d'aliments
aliments -> digestion -> métabolisme -> élimination
Produit final : force + chaleur

PROGRAMME N° 2 :
Se nourrir sur ses réserves
réserves de graisses et de protéines -> assimilation
métabolisme du jeûne -> élimination
Produit final : force + chaleur

La connexion est automatique

Le passage du programme « alimentation » au programme « jeûne » se fait de lui-même. Les programmes s'enclenchent automatiquement. On préparera un passage aisé du programme n° 1 au programme n° 2 :

• en se souvenant que la faculté de jeûner est pré-programmée chez l'homme ;
• en sachant que le jeûne est sans danger ;
• en décidant de jeûner en toute liberté.

Le processus débute par un nettoyage intestinal complet. C'est le signal du changement de programme et du début du jeûne.

On se décide à jeûner quand on sait pouvoir le faire en toute confiance, *que l'on n'aura pas faim, qu'on se sentira bien et qu'on restera en possession de tous ses moyens,* toutes choses qui étonnent toujours celui qui jeûne pour la première fois.

On prend ainsi de plus en plus confiance en la capacité de notre organisme à se diriger soi-même. Le jeûneur qui sait que l'on peut très bien vivre sans s'alimenter acquiert une sûreté intérieure qui étonne toujours ceux qui ignorent tout du jeûne.

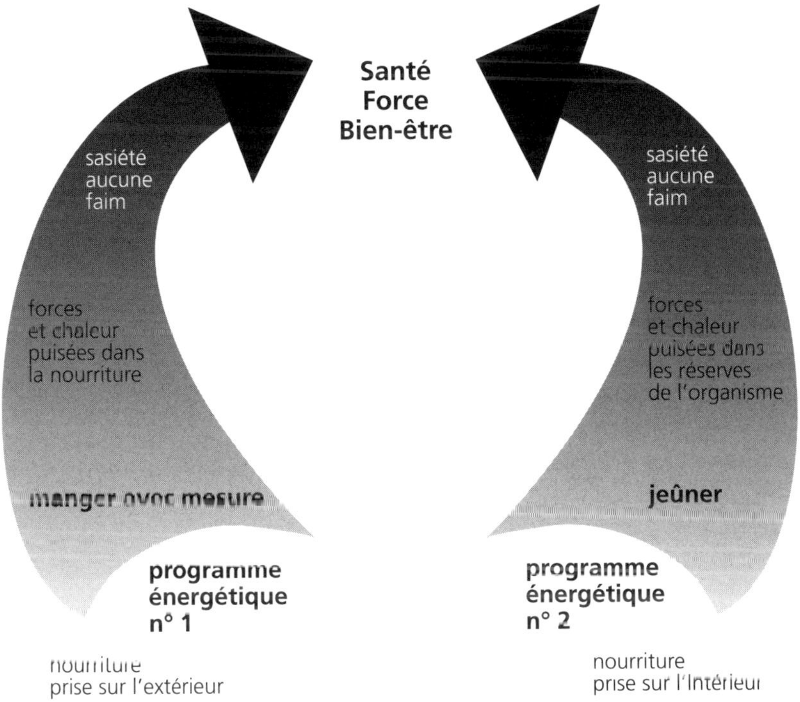

Vivre selon les programmes énergétiques nos 1 et 2.

La faim, sensation naturelle

Quand nous avons faim, l'organisme, en fait, nous signale : « J'attends de la nourriture et je m'y suis préparé en produisant salive et sucs digestifs. Je suis branché sur le programme énergétique n° 1. » Si la nourriture, source d'énergie, fait défaut, cette attente sera déçue. Alors, de simple signal, la faim se transforme en un état désagréable et nous sommes ce qu'il est convenu d'appeler « affamé ».

C'est une sensation physique qui creuse l'estomac et accapare l'esprit. Qu'elle s'intensifie et les réactions circulatoires peuvent engendrer des nausées, des vertiges, des faiblesses, parfois même des sueurs et des tremblements. Un simple verre de jus de fruits ou de jus de légumes suffit à éliminer en cinq ou dix minutes cette faim aiguë. L'absorption de nourriture solide a un effet plus durable.

• Être rassasié, c'est avoir calmé la faim de l'organisme.

Disons au passage que l'appétit ou la faim ne traduisent pas seulement un besoin de nourriture. Il peut s'agir aussi bien d'un besoin d'amour,

La faim de l'âme

de sécurité, du besoin d'être apprécié par autrui ou de s'affirmer. De nombreuses personnes grossissent ou souffrent d'un métabolisme perturbé en voulant inconsciemment apaiser ces besoins de l'âme par de la nourriture, des boissons ou du tabac.

Reste à comprendre pourquoi celui qui jeûne ne ressent pas la faim. C'est qu'il est connecté au programme n° 2. Les sources d'énergie internes pourvoient entièrement à ses besoins, et il ne saurait donc avoir faim. Il pourra jeûner tant que subsisteront des réserves de nourriture emmagasinées dans le corps. Pendant le jeûne, les organes d'une personne en bonne santé fonctionnent avec autant de sûreté et de naturel que d'habitude.

Il est plus facile de jeûner que de ne manger qu'un peu

Peut-être comprenez-vous maintenant pourquoi il est souvent si difficile de sauter un repas ou de se restreindre (en suivant par exemple un régime réduit à 1 000 calories). L'organisme demeure connecté au programme n° 1 et ne reçoit pas suffisamment de nourriture pour satisfaire sa faim.

Il est incontestablement plus facile de ne pas manger du tout et de vivre sur le programme énergétique n° 2.

Chacun a la faculté de se brancher sur le programme jeûne. Il suffit de l'expérimenter et de s'y exercer. L'organisme habitué au jeûne change bien sûr plus rapidement de programme lorsque la nourriture vient à manquer que l'organisme qui n'y est pas accoutumé. Pour une personne qui a l'habitude du jeûne, sauter un repas ne pose plus aucun problème. Elle parvient aisément à se positionner de façon intermédiaire entre les programmes énergétiques n° 1 et n° 2, à se contenter d'une alimentation réduite et à couvrir ses besoins énergétiques, en partie avec de la nourriture, en partie grâce aux réserves de l'organisme, et cela sans éprouver une quelconque faim.

C'est ce qui se produit lors de la reprise alimentaire, à la suite d'une courte semaine de jeûne.

La règle générale est la suivante :

Jeûner, ce n'est pas avoir faim.
Celui qui a faim ne jeûne pas.

Jeûner : cela s'apprend

Il devrait être clair pour tous que le jeûne, laps de temps où l'on vit sans nourriture, fait partie intégrante de notre existence. Ce qui est étonnant, c'est que ce principe semble être ignoré de la plupart des gens. Ils ne peuvent absolument pas s'imaginer que l'on puisse vivre et même travailler sans s'alimenter. Ils craignent les carences, la maladie, voire la mort.

De tels préjugés sont étonnamment tenaces. Il suffit pourtant de regarder la nature autour de soi pour être mieux avisé.

Le jeûne dans le monde animal

Jeûne et période de rut

Un jeûne de quelques semaines ou de quelques mois fait partie du cycle annuel chez beaucoup d'animaux sauvages. C'est une méthode de survie programmée par la nature et qui permet de passer certaines périodes sans nourriture. Les animaux de haute montagne comme le bouquetin, le chamois, le cerf ou la marmotte accumulent à l'automne une couche de graisse en prévision de l'hiver. Alors que la marmotte hiverne, ce qui réduit considérablement ses besoins en énergie, le bouquetin, le cerf et le chamois ont à lutter contre la neige et le froid. C'est pour eux précisément l'époque du rut, celle de violents combats et de la fécondation des femelles. Il y a là de quoi convaincre les plus sceptiques : le jeûne ne fait pas perdre des forces, mais permet au contraire de déployer plus de puissance encore.

Il se passe quelque chose de semblable chez les poissons et les oiseaux. Tant que dure l'épuisante remontée des rivières et la période de frai qui lui fait suite, le saumon s'abstient de toute nourriture. Pendant la seconde moitié de l'été, les oiseaux migrateurs se nourrissent au-delà de leurs besoins. Juste avant leur départ vers des latitudes plus chaudes, ils pèsent souvent le double de leur poids normal. Le carburant graisse leur permet de couvrir de longues distances (jusqu'à 5000 km) sans s'arrêter. Après ces exploits, ils retrouvent leur poids normal.

On sait que les loups peuvent passer des jours et des semaines sans s'alimenter et tout en accomplissant de longs trajets. Presque tous les carnivores ne mangent qu'au moment où ils trouvent de la nourriture ; s'ils ne parviennent pas à capturer de proie, ils vivent sur leurs réserves propres.

Les origines du jeûne chez l'homme

Comme pour les animaux, la faculté de vivre sur ses réserves fut pour l'homme une nécessité biologique qui lui permit de subsister. Sans cette faculté innée, des peuples entiers auraient disparu.

Survivre grâce au jeûne

On peut survivre en restant privé de nourriture pendant une très longue période, même si des substances importantes de l'organisme se dégradent partiellement. Il y a beaucoup de chemin à faire avant de mourir de faim. Certains peuples primitifs d'Afrique et d'Australie vivent, aujourd'hui encore, comme ils le faisaient il y a des milliers d'années : parfaitement adaptés à un milieu parcimonieux, les périodes où ils peuvent vivre sur leurs provisions alternent avec celles où ils n'ont rien à manger.

Un peuple entier qui jeûne

L'histoire du peuple Hounza est exemplaire. Elle montre que le jeûne est plus qu'une simple possibilité de survie. Ce petit peuple d'une dizaine de milliers d'âmes est établi dans une haute vallée de l'Himalaya central. Il y a quelques décennies encore, les Hounzas vivaient pratiquement isolés du reste du monde. Dans son livre *Les Hounzas*, le docteur Ralph Bircher rapporte des faits étonnants. Les champs de cette haute vallée ne produisaient pas assez pour nourrir ses habitants pendant toute l'année. En attendant que l'orge soit mûre en mars, le peuple Hounza tout entier jeûnait pendant des semaines. Pendant ce temps, ils restaient gais et vivaient sans besoins.

Ils s'appliquaient à certaines tâches annuelles, travaillaient la terre et réparaient les canaux d'irrigation qu'avaient détruits les avalanches. Les Hounzas ne connaissaient ni médecin, ni police. Leur vie quotidienne n'obéissait qu'à des principes naturels.

Aujourd'hui, la vallée est accessible. Les hommes travaillent en Inde ou y sont soldats. Les Hounzas importent du sucre, de la farine blanche, des conserves… Le peuple n'a plus à « souffrir de la faim ». Dès lors, les maladies caractéristiques du monde civilisé ont fait leur apparition : caries dentaires, appendicites, affections biliaires, obésité, rhumes, diabète, pour n'en citer que quelques-unes. Et les Hounzas n'ont pas seulement besoin de médecins mais aussi de policiers. On a détruit leur équilibre physique et mental.

Cet exemple nous permettra peut-être de comprendre les origines du jeûne religieux. L'Homme rend grâce à Dieu de pouvoir subsister et manger à sa faim. Le jeûne devient alors le moyen d'accéder à un ordre intérieur, le moyen de trouver sa voie, de s'individualiser.

C'est au cours de longs jeûnes volontaires sans doute, que les fondateurs des grandes religions, Moïse, le Christ, le Bouddha, Mahomet ont saisi la « signification fondamentale de l'existence ».

Est-il possible aujourd'hui encore, pour nous qui sommes constamment entourés de nourriture, de comprendre le sens profond de ce jeûne solitaire, de ce refus volontaire de s'alimenter ?

L'Histoire du jeûne et de l'Église

Dès que la privation de nourriture devient une contrainte, la faim s'éveille, une attitude d'opposition prend place. Dans l'histoire du jeûne, l'Église elle-même a souvent échoué. On a enfreint ou contourné ses exhortations au jeûne, ses ordres d'abstention de nourriture. Il s'est développé une opposition croissante, qui a conduit à des dispenses de plus en plus importantes que l'on a souvent justifiées par la peur de nuire à la santé. Seules ont subsisté des formules creuses et figées.

Il faut essayer de redécouvrir la valeur du jeûne sans aucun préjugé. Rien ne peut nous y aider mieux qu'une *expérience personnelle*, une expérience que chaque homme peut vivre avec et en soi-même. Pour jeûner, il faut : être animé d'un esprit de découverte, être prêt à en faire l'essai, être décidé à tenir bon.

Voici ce qu'est le jeûne :

- Jeûner, c'est un mode de vie prescrit par la nature.
- Jeûner, c'est vivre sur les réserves de nourriture de l'organisme.

• Jeûner, c'est pour l'organisme vivre en autarcie sur une alimentation interne et pour une large part en se dirigeant soi-même.

• Jeûner, c'est un comportement d'homme indépendant, capable de se décider librement.

• Jeûner implique l'homme tout entier, chacune des cellules de son corps, son esprit et son âme.

• Jeûner, c'est la meilleure façon de rester en forme ou de la retrouver. De plus, le jeûne aide ceux qui en éprouvent le besoin à changer leur mode de vie.

Les quatre règles fondamentales du jeûne.

▸ **S'abstenir de manger** pendant une ou plusieurs semaines. Se contenter de boire : des tisanes, des bouillons de légumes, des jus de légumes ou de fruits, et de l'eau à la mesure de sa soif.

▸ **Supprimer tout ce qui n'est pas indispensable.** Tout ce qui fait partie de nos chères habitudes mais qui est nuisible à l'organisme pendant le jeûne : la nicotine et l'alcool sous toutes ses formes, les sucreries et le café ; les médicaments dans la mesure où l'on peut s'en passer et quoiqu'il en soit les diurétiques, les anorexigènes et les laxatifs.

▸ **Se libérer du quotidien :** se libérer des obligations familiales et professionnelles, du carnet de rendez-vous et du téléphone. N'ouvrir ni magazine, ni radio, ni téléviseur. Au lieu de se laisser submerger par des tentations extérieures, il faut aller à la rencontre de soi-même ; au lieu de se soumettre aux injonctions de son environnement, il faut se fier à une conduite intérieurement dictée.

▸ **Se comporter de façon naturelle.** Faire ce qui est bon pour l'organisme, ce qu'il réclame. Celui qui est épuisé doit dormir tout son saoul, celui qui a besoin de mouvement doit se promener, faire du sport, nager. Faire ce que l'on a envie de faire : flâner, lire, danser, écouter de la musique, pratiquer son passe-temps favori.

Nous savons maintenant ce que le jeûne n'est pas :

• Jeûner, ce n'est pas être affamé.

• Jeûner, n'a rien à voir avec les privations et le manque.

• Jeûner ne veut pas dire : manger moins.

• Jeûner ne signifie pas : s'abstenir de viande le vendredi, ce n'est là que renoncement.

- Jeûner n'est pas une attitude fanatique de sectaires.
- Jeûner n'a pas nécessairement de rapport avec la religion.

Différentes formes de jeûne :

• Jeûne à l'eau : eau minérale ou bonne eau de source, aussi souvent et tant que l'on veut.

La diète intégrale souvent pratiquée dans les hôpitaux est un jeûne à l'eau complété par des vitamines et des sels minéraux.

• Jeûne à la tisane : des infusions de plantes médicinales variées, trois fois par jour, sans miel.

Le jeûne à la tisane, lui non plus, ne fournit aucune calorie. Il a, contrairement au jeûne à l'eau, l'avantage de fournir des boissons chaudes et alcalines.

• Jeûne à la décoction : particulièrement indiqué pour les personnes sensibles de l'estomac et de l'intestin (pour plus de précisions, voir p. 38).

• Jeûne dit « Buchinger » ou jeûne aux tisanes et jus combinés – infusions de plantes médicinales, bouillons de légumes chauds, jus de fruits ou de légumes (voir p. 37-38).

Le jeûne Buchinger a remarquablement fait ses preuves pendant des dizaines d'années de pratique : je le recommande comme le mieux adapté à un jeûne indépendant.

Comment se préparer à jeûner seul

Saisissez au passage toutes les occasions qui s'offrent à vous quotidiennement ou presque.

Les occasions de jeûne dans la vie quotidienne

Si vous n'avez pas d'appétit, ne vous forcez pas à manger. Il en est ainsi le matin pour beaucoup de gens. Dans ce cas le premier repas devrait être celui de la mi-journée (jeûne matinal). Jeûnez quand vous avez trop mangé, après les repas de fête, lors de troubles stomacaux ou de diarrhée. Jeûnez jusqu'à ce que la faim se fasse naturellement sentir. Jeûnez en cas de fièvre, de grippe, d'angine ou de bronchite fiévreuse.

Prévoyez un jeûne rapide de 5 jours pour la prochaine semaine où vous n'aurez que peu ou pas de travail du tout.

Ce que nous pouvons attendre du jeûne

Une perte de poids et décrassage

• Le jeûne est le moyen le plus rapide, le plus agréable et le moins dangereux de perdre les kilos superflus.

• Le jeûne permet de corriger la surabondance de nourriture. C'est un moyen de « se nettoyer ».

• Le jeûne est l'un des seuls moyens biologiques efficaces qui permette d'éliminer les toxines accumulées dans un environnement polluant.

• Le jeûne aide à se débarrasser de la pharmacodépendance et de celle engendrée par l'usage des stimulants.

• Le jeûne agit comme le ferait une crème de beauté, il nettoie et embellit la peau.

Une prévention

• Le jeûne est un moyen préventif de conserver ses capacités physiques et intellectuelles particulièrement au moment du retour d'âge chez la femme ou vers la quarantaine chez l'homme alors que son rendement physique commence à baisser.

• Le jeûne est, dans la perspective d'un âge avancé, une importante sauvegarde. Il ne peut éviter le vieillissement biologique mais il permet d'arrêter le processus de sénescence prématurée.

• Le jeûne, traitement curatif précoce, prend une importance croissante à notre époque où les facteurs de risques peuvent être decelés à temps, grâce aux techniques de laboratoire.

• Le jeûne, traitement curatif clinique, constitue la thérapie la plus efficace et la moins dangereuse des troubles du métabolisme d'origine alimentaire.

Un traitement

Le docteur Buchinger dit du jeûne de longue durée que c'est une voie royale pour guérir de nombreuses maladies aiguës ou chroniques. Aujourd'hui encore, tout médecin spécialiste du jeûne peut en témoigner d'expérience.

Ne confondons pas la semaine de jeûne avec le jeûne médical. Ce dernier demande que soient réunies un certain nombre de conditions décrites p. 89.

Un jeûne d'essai : la semaine de jeûne

La semaine de jeûne est le laps de temps le plus court pour faire connaissance avec le jeûne et se faire une idée de l'effet qu'on peut attendre d'un jeûne curatif plus important (deux à quatre semaine).

Vous vous initierez mieux au jeûne en avançant à petits pas, et ce sera un encouragement pour en faire ultérieurement de plus grands.

Pour entreprendre un premier jeûne de quelques jours, il ne vous faut qu'un peu de courage et le goût de la découverte.

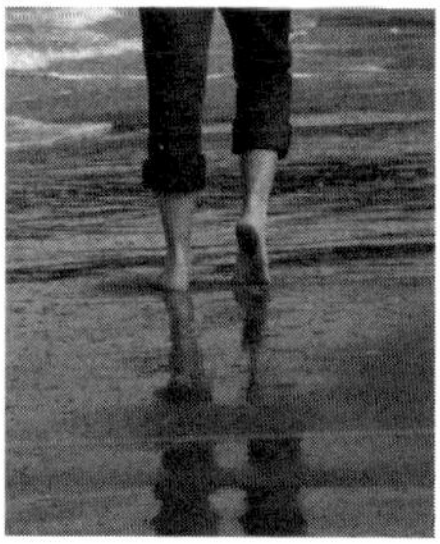

La semaine de jeûne Comment jeûner seul

Qui peut jeûner seul ?

Tous ceux qui se sentent en bonne santé, sont capables de suivre une certaine discipline et de supporter quelques privations. Les personnes âgées, les adolescents de plus de quatorze ans ainsi que les handicapés physiques peuvent eux aussi jeûner chez eux, à condition que leur organisme fonctionne normalement. Les femmes enceintes, et qui sont en bonne santé, peuvent également jeûner ; mais pas au-delà d'une semaine. Elles devraient se nourrir ensuite d'aliments complets (voir p. 84).

Quand faut-il s'abstenir de jeûner seul ?

- Si, après avoir lu ce livre, vous avez encore des doutes sur le jeûne.
- Si vous êtes dépressif depuis un certain temps.
- Si vous êtes sans force à la suite d'une maladie ou d'une opération.
- Si vous êtes surmené, fatigué, nerveux ou tendu : attendez d'aller mieux.
- Si vous êtes sous médication forte, nécessitant une surveillance. C'est du ressort d'une *clinique de jeûne*.

En cas de doute, demander au médecin

Tous ceux qui pensent qu'ils ne sont pas en bonne santé, souffrant par exemple d'une tension trop faible ou trop élevée ou d'une maladie chronique, ne devraient pas jeûner sans demander conseil à un médecin (lire à ce sujet ce qui concerne le jeûne médical p. 89).

Comment jeûne-t-on le mieux ?

Au sein d'un groupe

Le plus simple est de jeûner avec des gens qui sont dans le même état d'esprit. Le jeûne est incontestablement plus stimulant s'il a lieu entre amis. Chaque jeûneur cependant devra disposer, au sens propre comme au figuré, d'un chez soi où il puisse s'isoler. Les individus du groupe devraient se rencontrer régulièrement, échanger leurs expériences et entreprendre des actions communes. Dans un groupe de jeûneurs, les expériences se multiplient, les relations entre individus s'intensifient et l'entraide s'épanouit. De plus, dès le début de la semaine de jeûne, le groupe peut consulter un médecin spécialiste qui le suivra pendant tout le jeûne.

Jeûner à deux

Il se passe entre conjoints ce qui se passe dans un groupe, mais à une échelle réduite : l'expérience vécue, la pratique d'un jeûne en commun, les réflexions et les explications échangées, l'entraide enfin consolideront les liens entre individus. Ici aussi chacun doit pouvoir, au sens propre comme au figuré, se retirer chez soi (voir également : « Comment votre conjoint peut vous aider », p. 66).

Jeûner tout seul

Il est plus difficile de jeûner seul, cela demande beaucoup de volonté, de courage. Il faut être apte à renoncer à certaines choses et savoir se débrouiller seul. Le jeûneur solitaire qui a réussi à jeûner toute une semaine, peut être fier de lui.

Quand et où peut-on le mieux jeûner ?

Le bon endroit où jeûner

• Partout où vous vous sentez à l'aise, entouré de confort, bien au chaud, en sûreté. Ce peut être chez vous, dans un lieu de vacances, chez des amis, à bord d'un voilier, dans un chalet de montagne ou dans une cabane de jardin.

• Partout où l'environnement vous séduit, où vous pourrez pratiquer votre sport favori ou vous laisser aller à la paresse si vous en avez envie ; là où cela vous sied le mieux.

• Partout où vous êtes au calme et le demeurerez. Pas de précipitation, pas de délais à respecter. Une personne qui jeûne a souvent besoin de se retirer dans sa coquille.

Jeûner chez soi

Si vous voulez jeûner chez vous, soyez bien conscient du fait que toutes vos vieilles habitudes alimentaires seront là, à l'affût de vos faiblesses, dissimulées dans les objets et les personnes qui vous entourent.

Les difficultés qu'il y a à jeûner chez soi

Nous sommes tous attachés à notre environnement habituel par des milliers de fils invisibles. Ils nous relient à la cuisine, à la cave, au réfrigérateur, à la table de la salle à manger, au bar du salon. Mais le plus grand obstacle vient de nos chers voisins ou de nos parents proches qui s'y connaissent toujours mieux que quiconque, ont des idées toutes faites et vous inondent de leurs conseils, vous, pauvre jeûneur, qui n'avez rien demandé. Cela vient de tous côtés : « J'ai lu récemment dans le journal… » – « Prends donc… ça ne peut pas te faire de mal ! » – « Tu vas mourir de faim si tu continues ». Et vous, vous essayez désespérément de vous réfugier dans le calme et l'isolement.

La ménagère qui fait la cuisine ou les enfants qui rentrent affamés de l'école sont moins gênants pour le jeûneur que tout ce que je viens de décrire.

En résumé : ce n'est pas nécessairement chez soi qu'on jeûne le mieux. Jeûnez où cela vous est le plus agréable, le plus plaisant ; là où vous vous sentez à l'aise et en sécurité. Et si ces conditions sont réunies à domicile, jeûnez donc chez vous, vous y réussirez alors aussi bien.

Jeûner en vacances

Tenez compte du calendrier

Prévoyez à temps les dates de ces huit jours de jeûne. L'idéal serait de pouvoir vous libérer pendant toute une semaine. Si c'est impossible, tentez au moins de la prévoir à un moment où vous aurez moins de travail et pourrez vous libérer des obligations mondaines.

Être libre et jeûner vont à la vérité de pair. Entendez par là qu'il faut se libérer des obligations et des contraintes de tous les jours, vivre loin du stress, du bruit et des odeurs polluantes.

Prenez des vacances de jeûne

Faites donc un jeûne de vacances. Tous ceux qui en ont l'expérience savent que les meilleurs jeûnes se font en vacances. Le système nerveux passe alors d'un état de grande tension à une attitude de relaxation, et c'est là une condition importante pour que le jeûne réussisse.

Jeûner dans la vie de tous les jours

On peut quand même jeûner sans quitter son travail. Je connais beaucoup de gens qui le font régulièrement. Ils disent que continuer à travailler les met particulièrement bien à l'abri du désir de manger. Jeûner dans ces conditions requiert bien sûr une discipline plus grande et plus d'assurance personnelle. Ceux qui ont déjà jeûné d'une façon ou d'une autre connaissent leurs limites. Pour un premier jeûne, les vacances sont indiscutablement la période la mieux appropriée. Si vous jeûnez sans quitter vos occupations habituelles, vous choisissez une forme de jeûne plus difficile. En dehors des nombreuses tentations auxquelles vous serez exposé et du scepticisme de vos collègues, je dois vous avertir des autres difficultés qui existent dans ce cas.

Il vous faut penser à cela

• Pendant le jeûne, le système interne est ralenti ; tout demande plus de temps.

• La circulation sanguine ne se fait pas aussi régulièrement que d'habitude. Cela ne dure le plus souvent que quelques heures par jour. Mais que faire quand cela se produit précisément à un moment important ?

• Les jeûneurs ont en général une sensibilité plus grande, sont moins protégés contre les attaques d'autrui, moins bien armés contre les injustices.

• Les automobilistes doivent savoir que leurs réflexes et leurs possibilités de concentration peuvent être moindres.

Vous ne devez absolument pas jeûner dans ces conditions si votre métier exige trop de vous, si vous êtes responsable d'autres personnes, si vous devez vous servir de véhicules ou de machines qui vous exposent au danger (tourneur, chauffeur de taxi, conducteur d'autobus, grutier).

Règles particulières pour jeûner sans quitter son travail

• Prévoyez plus de temps pour tout : il faut se lever plus tôt pour la toilette matinale comme pour la gymnastique du matin.

• Prévoyez plus de temps pour vous rendre au travail. Ne vous précipitez pas. Laissez la voiture au garage. Si vous utilisez les transports publics descendez une station avant et faites à pied le reste du chemin. Oubliez l'ascenseur et prenez l'escalier. Il est important de vous mouvoir et de respirer un air frais. À la pause de midi, faites une promenade au grand air ou bien sommeillez dans un fauteuil ou sur un tapis.

Pas de précipitation beaucoup d'exercice et de l'air frais

• Pensez à l'odeur inhabituelle de votre haleine et de tout votre corps. Rincez-vous souvent la bouche à l'eau dentifrice et à l'eau fraîche.

• Après le travail, plongez-vous consciemment dans votre monde personnel et faites ce que l'on fait lorsque l'on est en vacances : couchez-vous tôt, ne recevez ni visiteurs, ni curieux ; n'acceptez aucune invitation.

• Rencontrez fréquemment d'autres jeûneurs ou échangez au téléphone vos expériences de jeûne.

Qui peut vous conseiller pendant la semaine de jeûne

Si vous avez l'impression de ne pas être tout à fait en bonne santé, parlez-en avant le jeûne à votre médecin. Tous les médecins spécialistes du jeûne vous conseilleront volontiers pendant cette semaine. Mais toute personne ayant déjà jeûné peut aider et soutenir une personne en bonne santé pendant son premier jeûne. C'est une question de confiance. Le plus important est de pouvoir échanger ses expériences. Il est bon de pouvoir se dire : voilà quelqu'un qui connaît le jeûne et peut m'aider si besoin est (voir aussi p. 66 « Comment votre conjoint peut vous aider »).

Les préparatifs pour la semaine du jeûne

Les achats

La liste des courses

Pour les six premiers jours, vous avez besoin de :

• soit 3 livres de fruits, si vous faites une « journée fruits »,
soit 3 livres de légumes frais si vous faites une « journée crudités »,

soit 150 g de riz complet si vous faites une « journée riz » ;

• une demi-livre de graines de lin broyées (Linusit par exemple) ;

• 5 à 10 bouteilles d'eau minérale non gazeuse (ce n'est pas nécessaire si vous disposez d'une bonne eau à la source ou au robinet) ;

• 15 sachets de tisanes variées (voir « menu », p. 37). Du thé léger ou de la tisane de ginseng si vous avez tendance à l'hypotension ;

• 2 grandes bouteilles de jus de fruits (1 l et demi – vos jus préférés) ou 5 petites bouteilles (30 cl – 5 sortes différentes) ;

• 2 grandes bouteilles de jus de légumes (1 l et demi) (Biotta, Schoenenberger, Eden, par exemple) ou 5 petites bouteilles (un jus différent pour chaque jour) ;

• 1 bouteille de jus de choucroute.

Il vaut mieux s'adresser à un magasin d'alimentation diététique et demander des produits qui soient de qualité biologique, riches en vitamines et peu sucrés. Si vous voulez préparer vous-même vos bouillons de légumes, voyez les recettes p. 38 ;

• 5 citrons ;

• 40 g de sulfate de sodium achetés en pharmacie ;

• 50 g de sulfate de magnésium achetés en pharmacie si vous redoutez les lavements (voir p. 44).

Attendez le dernier jour de jeûne pour faire les achats destinés à la reprise alimentaire. Il est agréable de faire des achats alors que l'on jeûne encore et vous vous réjouirez davantage à l'idée de ce premier repas (voir « Achats pour les deux premiers jours de reprise alimentaire », p. 71).

Faites table rase

Décommandez vos rendez-vous

Expédiez tous les travaux ennuyeux et les engagements encore en cours. Mangez et buvez comme d'habitude. Ne vous gavez pas de nourriture une dernière fois. Pourquoi le feriez-vous ? Auriez-vous peur ?

Faites cadeau des provisions qui vous restent ou mettez-les sous clef et confiez la clef à un ami.

Préparez

- Des vêtements un peu plus chauds que d'ordinaire.
- Des sous-vêtements en quantité suffisante pour en changer plus souvent.
- Une tenue de sport.
- Une bouillotte.
- Un bac à lavement ou une poire à clystère.
- Une huile pour le corps.
- Une brosse de bain sèche ou un gant de crin.

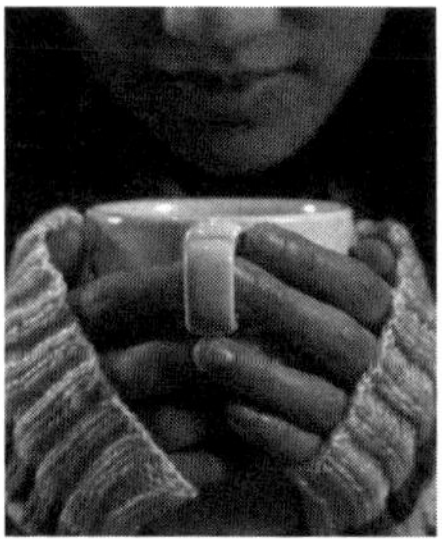

Programme de la semaine de jeûne

Journée préparatoire	Achats pour les jours de jeûne Expédier les affaires en cours	Se détacher du rythme quotidien
Journée de transition	Soit par exemple :	Se détendre
matin	Fruits et noix ou Bircher muesli	
midi	Assiette de crudités, pommes de terre et légumes, fromage blanc	
après-midi	1 pomme	Lire le guide du jeûne
soir	Fruit ou salade de fruits, 1 yaourt, 1 tranche de pain grillé biologique	
1er jour de jeûne	Nettoyage intestinal	Rester chez soi
matin	Lavement ou sulfate de sodium	
midi	Bouillon de légumes ou cocktail de jus de légumes	Faire la sieste, se tenir au chaud
après-midi	Tisane (avec 1 cuil. à café de miel)	
soir	Jus de fruits ou de légumes ou bouillon de légumes	
2e jour de jeûne		Reprendre quelque activité
matin	Tisane (avec 1 cuil. à café de miel)	
midi	Bouillon de pommes de terre	
après-midi	Tisane (avec 1 cuil. à café de miel)	Faire la sieste, se tenir au chaud
soir	Jus de fruits ou de légumes ou bouillon de légumes	
3e jour de jeûne		Faire de l'exercice
matin	Tisane (avec 1 cuil. à café de miel)	Lavement ou sels laxatifs, faire la sieste, se tenir au chaud, lire le guide du jeûne
midi	Bouillon de carottes	
après-midi	Tisane (avec 1 cuil. à café de miel)	
soir	Jus de fruits ou de légumes ou bouillon de légumes	

4e jour de jeûne		Faire de l'exercice
matin	Tisane (avec 1 cuil. à café de miel)	
midi	Bouillon ou cocktail de jus de légumes	Faire la sieste, se tenir au chaud
après-midi	Tisane (avec 1 cuil. à café de miel)	
soir	Jus de fruits ou de légumes ou bouillon de légumes	
5e jour de jeûne		Achats pour la reprise
matin	Tisane (avec 1 cuil. à café de miel)	Lavement ou sels laxatifs
midi	Bouillon de céleri	Faire la sieste, se tenir au chaud, lire ce qu'il convient de faire pour la reprise alimentaire
après-midi	Tisane (avec 1 cuil. à café de miel)	
soir	Jus de fruits ou de légumes ou bouillon de légumes	
1er jour de reprise		
matin	Tisane en fonction des besoins	Prendre son temps savourer, manger lentement, faire la sieste, se tenir au chaud
dans la matinée	**Fin du jeûne** 1 pomme bien mûre ou à l'étouffée	
midi	Soupe de pommes de terre	
après-midi	1 pomme bien mûre ou à l'étouffée	
soir	Soupe de légumes, yaourt, une tranche de pain grillé biologique	Mettre les fruits secs à ramollir dans l'eau pour le lendemain
2e jour de reprise		Continuez à réapprendre à manger
matin	Pruneaux, figues, pain et beurre	
midi	Crudités, pommes de terre en robe des champs, légumes, fromage blanc aux pommes	Faire la sieste, se tenir au chaud
après-midi	Pomme, noisettes	
soir	Tomates, beurre, pain complet, fromage blanc, une tranche de pain grillé biologique	Lavement ou sels laxatifs

Le jour de transition

1. Principe fondamental : ne mangez pas beaucoup ! Contentez-vous essentiellement de crudités ou de fruits.

Une cuillerée à soupe de graines de lin, trois fois par jour, que vous prendrez de préférence avec du yaourt ou de la compote de pommes, faciliteront cette transition. Ces graines, en effet fixent les toxines et les impuretés intestinales.

Voici , pour les personnes fortes, trois exemples de menus de transition un peu plus stricts (on peut ainsi, aussi bien à ce moment-là qu'en d'autres occasions, perdre entre 1 et 2 kilos) :

Jour fruits : 3 livres de fruits différents répartis en trois repas. Bien mâcher !

Jour riz : 3 fois 50 g de riz, du riz complet de préférence, cuit simplement à l'eau sans sel. Accompagné le matin et le soir de pommes cuites à la vapeur ou de compote de pommes sans sucre, accompagné à midi de deux tomates cuites à la vapeur et agrémentées d'herbes aromatiques.

Jour crudités : La matin : fruits, salade de fruits ou Bircher-Muesli ; à midi et le soir : assiette de crudités : salade verte, légumes râpés, choucroute assaisonnés avec une sauce légère – huile, citron, fines herbes, (voir p. 75).

2. Adieu aux cigarettes, à l'alcool, au café, aux sucreries. Pas de panique. Il suffit de dire fermement « au revoir, mes amis. À la semaine prochaine ».

3. Lisez ce que vous voulez encore savoir sur le jeûne ou

4. Prenez contact avec des personnes qui ont déjà jeûné.

5. Commencez dès aujourd'hui à tenir un journal de jeûne (voir p. 56)

Le passage du programme « alimentation normale » au programme « jeûne » est désormais en cours.

Voici pour la soirée quelques pensées qui vous aideront :

• J'ai décidé de jeûner et je sais que j'en suis parfaitement capable.

• J'ai laissé derrière moi l'agitation de la vie de tous les jours.

• Je peux enfin me consacrer à moi-même.

• Je suis en sûreté ici, je me sens à l'aise.

• J'ai là tout ce dont j'ai besoin : un lieu confortable, de l'eau, les jus nécessaires et une bonne réserve de nourriture interne.

• Je suis curieux de savoir où me conduira ce voyage. Ce sera, j'en suis sûr, un bon voyage. C'est la nature qui me guide et je peux compter sur elle.

Le premier jour de jeûne

Importance du nettoyage intestinal

L'expérience prouve qu'un jeûne réussit d'autant mieux que l'on débute par un nettoyage intestinal complet. Pour ceux qui vont normalement à la selle cela ne pose aucun problème. Ils auront avantage néanmoins à stimuler ce processus. Il suffit le plus souvent de boire un verre (1/8 de litre) de jus de choucroute ou de yaourt étendu d'eau le matin.

Voici les méthodes qui ont fait leurs preuves quant au nettoyage intestinal :

Dissoudre 40 g de sulfate de sodium dans 3/4 l d'eau tiède (pour les personnes de petite taille, 30 g dans 1/2 l suffiront), et les boire dans le quart d'heure qui suit.

Boire après coup un jus ou un sirop de fruits pour faire passer le mauvais goût.

Pris de diarrhée, on doit aller plusieurs fois à la selle dans l'heure ou les trois heures qui suivent et cela peut durer jusqu'à l'après-midi. Il faut donc se tenir à proximité des toilettes.

Si vous avez l'estomac ou les intestins fragiles ou si vous souffrez fréquemment de douleurs abdominales, mieux vaut éviter le sulfate de sodium. Prenez un lavement à la place (vous apprendrez p. 44 comment on fait). En ce début de jeûne, un lavement s'avérera tout aussi efficace.

À noter : Si vous ressentez quelque douleur abdominale, couchez-vous, une bouillotte sur le ventre. Veillez à ce que vos pieds soient au chaud et, si besoin est, ayez là aussi recours à une bouillotte. De l'eau ou une tisane de menthe apaiseront votre soif le cas échéant.

Quand prendre la pilule

Celles qui ont l'habitude de prendre la pilule le matin ne le feront que trois heures après l'absorption du sulfate de sodium. Cette précaution est indispensable, car, sous l'action du sulfate de sodium, l'estomac pourrait se vider trop tôt. Si l'on a recours au lavement, prendre la pilule à l'heure habituelle.

C'est avec la purge intestinale que commence le jeûne

---

* L'auteur recommande du babeurre. Celui-ci n'étant pas commercialisé en France, on lui substituera un mélange de 1/3 de yaourt maigre et de 2/3 d'eau.

L'organisme inverse les programmes et passe du programme « absorption » au programme « élimination ». C'est le début d'une alimentation sur ses réserves propres et la faim disparaît. Vous vivez désormais sur vous-même.

Se connecter au programme jeûne

Il vaut mieux ce jour-là rester chez soi. S'allonger si l'on en a envie, lire, paresser. Faites à la rigueur une promenade l'après-midi mais ne faites aucun effort important. Ne prenez ni bain chaud, ni sauna ce jour-là.

Menu type d'un jour de jeûne

Matin	Une à deux tasses de tisane (camomille, fenouil, mélisse…) ou de thé léger au citron ou de tisane de ginseng. Ajouter au besoin 1 cuillerée à café de miel.
Entre-temps	De l'eau minérale ou de l'eau du robinet à volonté. Vous pouvez aussi de temps à autre sucer une rondelle de citron.
Midi	Soit 1/4 l de bouillon de légumes, l'un des quatre bouillons différents que l'on aura préparé soi-même (voir recettes page suivante). Soit 1/4 l de jus de légumes frais. Soit 1/4 l de jus de légumes en bouteille dilué dans de l'eau froide ou chaude selon le goût de chacun.
Après-midi	Une à deux tasses de tisane (cynorrhodon, mauves ou pelures de pommes) ou du thé léger (pas après 16 h) au citron et/ou une cuillerée à café de miel
Soir	Soit 1/4 l de jus de fruits au choix, dilué dans de l'eau minérale froide ou chaude selon les goûts. Soit 1/4 l de jus de légumes. Soit 1/4 l de bouillon de légumes chaud (comme à midi).

Pendant le jeûne, les boissons seront prises par petites gorgées. Il faut en quelque sorte « mâcher » chaque gorgée, c'est-à-dire la réchauffer ou la refroidir dans la bouche avant de l'avaler, savourer, boire lentement.

Ces boissons choisies pour le jeûne fourniront des vitamines, des sels minéraux, des éléments alcalins et des hydrates de carbone facilement assimilables qui compenseront l'hyperacidité due au jeûne.

Boire beaucoup d'eau

Il faut de plus boire de l'eau ordinaire ou de l'eau minérale lorsque l'on a soif. Mieux vaut boire trop que pas assez. L'eau c'est pour l'organisme qui se libère de ses toxines un important moyen de dilution et d'élimination.

Ceux qui n'aiment pas ou ne supportent pas les jus de fruits ou de légumes concentrés les délayeront dans de l'eau ou y ajouteront une cuillerée à café de graines de lin ; le mucilage des graines de lin neutralisera l'acidité des fruits ou des légumes.

Ceux qui sont sensibles de l'estomac auront avantage à prendre une décoction d'avoine, de riz ou de graines de lin (voir recettes ci-dessous). En cas de maux d'estomac, une gorgée de décoction liquide suffit le plus souvent ; agir de même de nuit ou tôt le matin (gardez la décoction au chaud dans une bouteille thermos).

RECETTES DE BOUILLONS DE LÉGUMES

Pour 4 personnes.

▸ Bouillon de pommes de terre

1 litre d'eau ■ 250 g de pommes de terre non épluchées ■ 2 carottes ■ 1/2 poireau ■ un peu de persil à racines ■ 1/4 de céleri-rave ■ 1/2 cuillerée à café de cumin et de marjolaine.

Bien laver, couper en petits morceaux et faire cuire de 10 à 20 minutes (ou 5 à 7 minutes dans une cocotte minute).

Passer, relever avec du sel marin. Ajouter de la levure alimentaire, un peu de noix de muscade râpée et beaucoup de persil fraîchement haché.

Autres aromates possibles : aneth, basilic, livèche.

Toutes ces herbes donneront au bouillon un goût délicieux.

▸ Bouillon de carottes

1 litre d'eau ■ 250 g de carottes ■ 1/2 poireau ■ de la racine de persil et du céleri.

Préparez comme ci-dessus.

▸ Bouillon de céleri

1 litre d'eau ■ 250 g de céleri-rave ■ un morceau de poireau ■ une petite carotte.

Préparez comme la recette précédente.

Aromates : ajoutez surtout du basilic et de la livèche.

▸ Bouillon de tomates

1 litre d'eau ■ 500 g de tomates ■ une gousse d'ail ■ poireau ■ du céleri ■ carotte ■ de l'origan ou de la marjolaine pour épicer.

Bien laver, couper en petits morceaux et faire cuire de 5 à 10 minutes.

Passer et relever. Ajouter au besoin du coulis de tomates.

RECETTES DE DÉCOCTION D'AVOINE, DE RIZ OU DE GRAINES DE LIN

Pour une personne.

▸ Décoction d'avoine

Faire cuire 3 cuillerées à soupe d'avoine dans 1/2 l d'eau. Passer. En remplir un thermos. Boire par gorgées.

▸ Décoction de riz

Faire cuire 2 cuillerées à soupe de riz dans 1/2 l d'eau. Passer.

▸ Décoction de graines de lin

Faire cuire de 15 à 20 g de graines de lin broyées dans 1/2 l d'eau (prenez de préférence un récipient assez profond, car les graines de lin débordent souvent en bouillant). Après 5 minutes de cuisson, laissez reposer quelques instants. Les graines de lin se déposeront au fond et l'on pourra recueillir la décoction. N'utiliser que la décoction.

On peut ajouter à toutes ces décoctions, et selon son goût, de la levure, du miel, des jus de légumes ou de fruits.

Le deuxième jour de jeûne

De l'eau contre la faim résiduelle

Des symptômes de transition peuvent encore se manifester le second jour du jeûne. Des soupçons de faim apparaître. Un demi-verre d'eau les chassera. Ne prenez pas de coupe-faim.

La baisse de tension que l'on enregistre habituellement peut encore subsister quelque peu. Une certaine sensation de faiblesse ou des vertiges passagers sont sans danger. Ils disparaîtront rapidement. Faites une promenade au grand air, passez-vous le visage à l'eau froide. Au besoin, allongez-vous un peu.

Des maux de tête, des douleurs dans les membres ou au niveau des reins sont fréquents dans les premiers jours du jeûne : la déshydratation qui tend et raidit les muscles peut provoquer des douleurs, des crampes ou de l'irritabilité. Des compresses humides et chaudes, par exemple un petit sac de pommes de terre cuites à l'eau et écrasées posé sur le cou, les reins ou l'articulation sensible, vous soulageront rapidement.

Un lavement (voir p. 44) et un « bain de pieds montant » (voir p. 53) sont également utiles. Une compresse abdominale du type Priessnitz (voir p. 52) constitue un bon calmant elle aussi.

Certains n'ont pas le moral, d'autres se demandent s'ils n'ont pas trop présumé de leurs forces. Ayez alors recours à ce qui vous aide le plus en pareilles circonstances, votre mélancolie ou vos doutes disparaîtront comme par enchantement. Ne vous forcez pas à quoi que ce soit, mais ne vous laissez pas accaparer par vos soucis.

Et, pour plus de sûreté, faites donc ce jour-là encore de grands détours pour éviter les restaurants et les magasins d'alimentation !

La plupart des gens sont dès lors installés dans le jeûne. Pour d'autres, cela demandera un jour de plus. On peut encore avoir faim de temps en temps ou de petites envies de gourmandises, tout cela disparaîtra rapidement. En tout cas, buvez au moins à votre soif.

Boire plus que sa soif n'exige

Si vous avez encore à lutter contre une faim qui vous tourmente vraiment, procédez une fois de plus à une évacuation totale le matin en prenant une cuillerée à soupe rase de sulfate de sodium ou de sulfate de magnésium dissous dans un grand verre d'eau chaude, ou buvez quelques gorgées de yaourt étendu d'eau. Un lavement enfin peut également agir avec efficacité.

Les troisième, quatrième et cinquième jours de jeûne

L'alimentation « de l'intérieur » est en marche

Au fil de ces jours, vous vous sentirez plus solide, plus sûr de vous, plus confiant. Vous vous rendrez compte de ce que votre organisme se dirige de lui-même sans aucune faille et que tout votre corps s'est adapté sans problème à ce nouveau mode de vie. Vous pourrez, telle une personne normalement alimentée, faire tout ce dont vous avez envie, vous livrer aux activités ou aux distractions qui s'offrent à vous.

À ne pas oublier : le lavement

Il faut procéder à des nettoyages intestinaux en prenant au minimum un lavement le 3e et le 5e jour de jeûne. À ce moment-là, en effet, l'intestin ne travaille pratiquement plus de lui-même, ou ne le fait qu'insuffisamment (voir p. 44).

Ceux qui souffrent de constipation, de troubles de l'estomac ou des intestins jeûneront sans difficulté ni gêne s'ils font des lavements quotidiens.

Je vais vous donner maintenant toute une série de conseils qui vous permettront de supporter aisément le jeûne dans la vie de tous les jours. Car pendant le jeûne les gestes habituels, comme se lever, se déplacer, se reposer, éliminer, se réchauffer, dormir sont différents de ce qu'ils sont d'ordinaire. Ils ont leurs lois propres, et il faut observer quelques règles simples.

Mais la plus importante est de n'oublier sous aucun prétexte de procéder à un nettoyage intestinal tous les deux jours, c'est-à-dire les 1er, 3e et 5e jour de jeûne, ainsi que dans certains cas le 2e jour de reprise alimentaire.

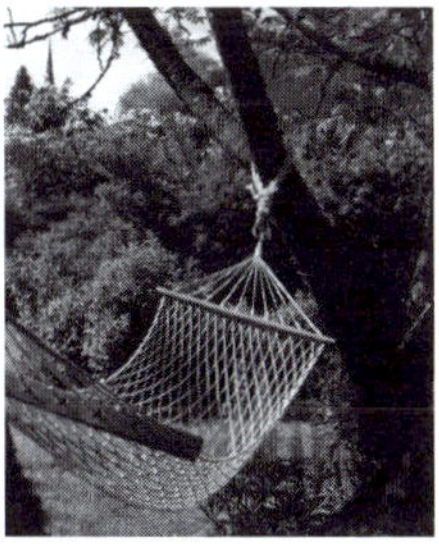

Jeûner correctement et sans effort

Le matin au lever

Pratiquement la circulation sanguine d'un jeûneur fonctionne normalement, mais elle est moins rapide que d'ordinaire. Quand on se lève en sautant brusquement du lit le matin, on peut être forcé de se rallonger, car pris de vertige, de nausée, et la vue trouble.

Il faut s'y prendre autrement :

La circulation sanguine doit être stimulée

• Alors que l'on est encore au lit : s'allonger, s'étirer, s'étendre, bâiller comme le font les chats et les chiens.

• S'asseoir ensuite au bord du lit, ne se lever qu'après.

• S'asperger le visage d'eau froide.

Pour ceux qui veulent être plus prudents encore, ou ceux qui ont une tension trop faible, voici trois conseils, trois trucs :

▸ **Comme l'a enseigné Kneipp**

Se laver tout entier à l'eau froide et se remettre au lit immédiatement après sans se sécher.

On peut aussi prendre une douche froide, vite fait, et se remettre au lit.

Ou, si l'on préfère, prendre d'abord une douche chaude puis passer bras et jambes à l'eau froide en commençant par les extrémités, c'est-à-dire des orteils aux genoux et du bout des doigts jusqu'aux coudes.

Ou bien encore une petite course dans la rosée ou la neige et à nouveaux dix minutes au lit, pendant lesquelles vous apprécierez ces picotements qui donnent naissance à une douce chaleur.

▸ **Cinq minutes de gymnastique matinale**

Pas de tours de force. Se contenter :

– De réveiller les membres qui sommeillent encore.

– D'étirer tous ses muscles engourdis.

– De dérouiller les articulations quelque peu tendues.

– De remettre en place la colonne vertébrale par de légers balancements.

– D'activiter la circulation du sang.

– Et peut-être aussi de s'éclaircir les idées en mettant un peu de musique.

Bref une gymnastique de détente, comme si l'on jouait, par pur plaisir.

▶ **Un bain d'oxygène, la fenêtre grande ouverte**

Se frotter tout le corps avec une serviette bien rêche, une brosse de bain un peu dure ou un gant de crin en commençant par les extrémités des doigts ou des orteils jusqu'à ce que vous soyez entièrement réchauffé. Cela vous prendra entre 10 et 15 minutes. Vous aurez simultanément réveillé la circulation sanguine et l'aurez stabilisée.

Après chaque oxygénation effectuée de la sorte, s'enduire le corps d'huile végétale. La peau l'absorbera si vite que vous n'avez aucune crainte à avoir pour vos vêtements.

L'élimination organique Comment la diriger correctement

L'élimination des impuretés et des toxines

Pendant le jeûne, l'organisme élimine par tous ses orifices. Le nettoyage de l'organisme ne se limite pas à la vidange intestinale effectuée au premier jour de jeûne. Un corps qui jeûne utilise tous ses orifices, tous les pores de la peau pour se libérer des déchets métaboliques et des impuretés accumulées dans les tissus au fil des ans.

Élimination intestinale

Le rôle habituel de l'intestin, c'est l'assimilation de la nourriture et l'élimination des déchets. Ce n'est plus maintenant qu'un organe d'élimination. Il faut le rincer tous les deux jours : un lavement y pourvoira.

Un lavement correct

Voici comment s'administrer un lavement : Dans la salle de bains, remplir le bock à lavement avec de l'eau portée à la température du corps ; chasser l'air en laissant s'écouler l'eau dans les waters ou le lavabo jusqu'à la disparition complète des bulles d'air dans le jet. Pincer le tuyau de caoutchouc ou fermer le robinet de la canule si elle en comporte un. Lubrifier l'extrémité de la canule avec de la vaseline. Suspendre le bock à lavement, pas trop haut cependant, à un crochet mural, une poignée de porte ou de fenêtre. Agenouillez-vous au sol, appuyé sur les coudes; introduisez profondément dans l'anus la canule enduite de lubrifiant. Tandis que l'eau pénètre dans les intestins, demeurez agenouillé sans crispation, relâchez l'abdomen, respirez calmement. Au bout de quelques minutes (2 à 5), vous devriez aller précipitamment aux toilettes pour évacuer en deux ou trois fois l'eau qui entraînera avec elle les déchets intestinaux.

Le lavement peut sembler démodé : c'est aujourd'hui encore le traitement intestinal le moins traumatisant et celui qui donne les meilleurs résultats. Il procure au jeûneur un véritable bien-être et le soulage rapidement des sensations de faim, comme des maux de tête ou des douleurs musculaires.

Si le lavement vous semble trop compliqué, prenez du sulfate de magnésium le matin (2 cuillerées à café dans un verre d'eau tiède). Il suffit parfois de prendre un verre de jus de choucroute ou de yaourt étendu d'eau le matin. À vous de découvrir ce qui vous convient le mieux.

N'oubliez pas cependant que la plupart des laxatifs habituels peuvent gravement perturber le fonctionnement normal des intestins.

Tant que l'on jeûne, l'intestin poursuit son travail d'élimination; et cela même après 20 jours de jeûne.

Élimination urinaire

Pas de diurétiques

L'urine est à certains moments très foncée et dégage une forte odeur. Buvez alors abondamment, plus que n'en réclame votre soif. L'eau n'a pas son pareil pour rincer les reins et les voies urinaires.

Vos urines sont tantôt abondantes et tantôt faibles : rien d'anormal à cela.

Ne prenez jamais de diurétiques. Ils mettent la pagaille dans des échanges aqueux parfaitement au point et n'ont d'utilité qu'en apparence.

Élimination cutanée

Nos mauvaises odeurs corporelles nous donnent une idée de tout ce qui par la transpiration passe de notre peau dans nos vêtements. Les vêtements absorbent ces exsudations quand ils le peuvent : il faut donc éviter toutes fibres synthétiques.

Soins corporels particuliers

Celui qui jeûne a besoin de se laver, de se doucher, de se baigner. Ce sont là des nécessités hygiéniques surtout avant d'aller au sauna ou à la piscine.

La peau d'un individu qui jeûne a tendance à se dessécher. Il faut donc se passer de l'huile sur la peau, tous les jours, après la toilette, le bain ou la douche. Utilisez par exemple les produits de Weleda ou de Wala ou d'autres produits du même genre.

N'utilisez ni crèmes, ni produits de maquillage, ni fards pendant le jeûne. Ils bouchent les pores de la peau et l'empêchent de respirer et d'éliminer. N'utilisez les déodorants qu'avec précaution pour éviter toute irritation.

Enfin surtout réjouissez-vous d'ores et déjà de savoir que votre peau sera douce et lisse après le jeûne.

Élimination pulmonaire

Du grand air

L'air que l'on expire lors du jeûne est chargé de résidus gazeux du métabolisme qu'emporte le vent au cours des promenades et randonnées.

Si vous restez à l'intérieur, aérez de fond en comble. Toutes les heures, ouvrez grand vos fenêtres pendant 5 minutes.

La nuit, fermez le chauffage et dormez la fenêtre ouverte.

Élimination par les muqueuses des voies respiratoires supérieures

Le nez, la gorge et les voies respiratoires se nettoient normalement d'eux-mêmes. L'air frais du matin stimule l'évacuation des mucosités : on se mouche, on toussotte, on crache. On peut également se passer une fois ou deux le visage à l'eau froide. Souvent l'auto-nettoyage des muqueuses est intensifié lors du jeûne. À moins qu'elles ne soient trop atteintes, on peut alors se guérir des méfaits du tabac. C'est pourquoi il est impératif de ne pas fumer pendant le jeûne. Une pastille de menthe dissipera cette sensation de quelque chose qui vous manque entre les lèvres.

Élimination vaginale

Les muqueuses du vagin elles aussi ont particulièrement tendance à se débarrasser de leurs impuretés pendant le jeûne, et il peut y avoir un écoulement plus important que d'ordinaire.

Élimination buccale

Une haleine forte

La langue est chargée d'un dépôt jaune grisâtre, parfois même brun ou noir, tout dépend de ce que l'organisme doit éliminer. Les dents et les gencives se recouvrent souvent d'un dépôt d'odeur désagréable. Le goût devient pâteux, voire fade. Servez-vous donc aussi de votre brosse à dents pour la langue et rincez-vous fréquemment la bouche à l'eau ou bien encore sucez une rondelle de citron.

Les amygdales et le palais jouent aussi un rôle dans le processus d'élimination.

En cas d'haleine très chargée, prendre plusieurs fois par jour 1 cuillerée à café d'argile dissoute dans l'eau (suivre le mode d'emploi). L'argile fixe ce type de déchets et les désodorise. L'on peut également mâcher de la racine d'acore ou des herbes aromatiques : aneth, persil, ciboulette..., qui plus est, elles réveilleront votre sens gustatif.

Le nettoyage de l'âme

Les rêves du jeûneur

Les déchets de l'esprit existent aussi. Il ne faut pas avoir peur de ces rêves impressionnants où se mêlent la guerre, le sexe, le sang, les immondices, les sentiments de haine, les pensées agressives ou les tendances à la mélancolie.

Ce qui est important alors, c'est que vous exprimiez ce qui vous oppresse. Si vous n'avez pas d'interlocuteur à qui vous confier, faites-le par écrit et relisez-vous plus tard avec la distance qui convient. Cherchez de toute façon à y voir clair dans ces rejets de l'âme ; vous vous apercevrez vite combien cette réflexion vous libère. (Voir aussi « Le sommeil », p. 50.)

Que peut faire le jeûneur ? Quelles sont ses limites ?

Les limites de ce que peut faire un jeûneur ne dépendent pas tellement du fait qu'il jeûne, mais bien plutôt des efforts dont il est habituellement capable. Il dispose d'une source d'énergie intérieure parfaite ; il peut pratiquement faire tout ce qu'il a l'habitude de faire. Il lui suffit d'essayer !

Une aptitude à l'effort durable

Les personnes âgées devront surtout se promener. Les handicapés, eux, feront ce dont ils sont capables.

Ceux qui n'ont pas d'activité sportive régulière sont tout à fait à même par exemple de bêcher leur jardin s'ils le font en douceur, avec pondération, sans aucune précipitation.

Pas de sprints

On doit savoir cependant que les capacités physiques subissent quelques modifications. Tout ce qui exige un effort immédiat peut entraîner des difficultés pour le jeûneur : monter les escaliers en courant, essayer d'attraper un train qui démarre, jouer au football ou faire du ski de descente…

Mieux vaut se tourner vers les sports d'endurance : natation, randonnée, cyclisme, canotage, marches en montagne effectuées lentement, posément sans efforts excessifs ; ski de randonnée, culture physique.

Entraînement quotidien

L'important pour tout jeûneur, c'est d'atteindre une fois par jour au moins les limites de ses capacités physiques. C'est l'assurance de rester en aussi bonne condition physique pendant le jeûne qu'auparavant.

Il est tout aussi possible d'améliorer ses performances pendant le jeûne qu'à tout autre moment, et cela obéit aux mêmes règles :

- s'exercer chaque jour ;
- faire travailler tous ses muscles ;
- aller une ou deux fois par jour jusqu'aux limites de ses capacités ;
- commencer lentement, procéder par étapes ;
- alterner intelligemment les périodes d'effort et de repos.

Avec des exercices de cette nature, les muscles mis en jeu s'étoffent tandis que vous perdez du poids.

Situation paradoxale ? Nullement : la force, l'épanouissement physique obéissent à la loi de la demande, c'est-à-dire à la loi du fonctionnement. Ce qui fonctionne est déjà à l'abri de la dégradation et peut même se développer si la demande est suffisante. La seule destruction sera celle des graisses qui fourniront l'énergie nécessaire.

Celui qui, lorsqu'il jeûne, passe la plus grande partie de son temps au lit perd ses forces et ses capacités de résistance, rejoignant en cela ceux qui s'alimentent et ne font aucun exercice. De nombreuses personnes ont pu en faire l'expérience à l'hôpital.

Les fainéants et les paresseux perdent des kilos eux aussi, tout comme ceux qui demeurent actifs, mais chez eux cela ne se fait pas seulement au détriment des graisses : ils perdent également leurs muscles et s'étonnent ensuite de se sentir faibles et sujets à des variations de tension.

Citons à ce propos deux exemples :

Meilleur temps le 49e jour de jeûne

Un Suisse de 54 ans, spécialiste du 10 000 mètres, s'entraîna quotidiennement pendant ses 50 jours de jeûne. Son meilleur temps, il le fit au 49e jour.

Un homme d'une quarantaine d'années, habitué aux sports, jeûna pendant 21 jours et perdit 12 kilos. En faisant quotidiennement de la gymnastique, de la natation, du tennis et de longues randonnées, c'est parfaitement entraîné qu'il rentra chez lui. Un an plus tard, il advint qu'il jeûna de nouveau, une jambe dans le plâtre. Une fracture accidentelle. Cette fois, il ne pouvait rien faire d'autre que de se déplacer avec une canne et de faire un peu de gymnastique en chambre. Vers la fin de sa cure, on lui enleva le plâtre. En 21 jours, il avait perdu 12 kilos environ comme précédemment, mais il était cette fois faible, dut réapprendre à marcher et ne retrouva sa condition physique qu'après six semaines d'entraînement intensif.

Travail intellectuel et création

Celui qui jeûne peut bien sûr avoir également une activité intellectuelle. Il est tout autant capable de création artistique qu'auparavant, avec souvent même de meilleurs résultats.

Je me souviens d'une personne âgée de 82 ans qui vécut pendant son jeûne une période d'activité créatrice exceptionnellement intense.

De son côté, un philosophe autrichien estimait qu'il avait écrit ses meilleures pages tandis qu'il jeûnait.

Des peintres m'ont confié qu'ils avaient eu des impressions de formes et de couleurs qu'ils traduisirent en tableaux après le jeûne.

Le jeûneur peut également se faire masser, s'exposer aux rayons ultraviolets, se baigner ou pratiquer les exercices de Kneipp. Ceux qui

Sauna

vont régulièrement au sauna peuvent y aller pendant cette période également, à condition d'avoir une tension stable et de se contenter d'y passer deux fois dix minutes. En sortant du sauna, s'asperger la figure d'eau froide des deux mains.

Se reposer trois fois par jour

Il faut, pour obtenir rapidement une sensation de bien-être physique et moral, alterner les exercices avec des périodes de repos.

Après chaque effort, exercice physique, bain, sauna, massage, il faut se reposer.

N'en profitez pas pour lire. Fermez les yeux, soufflez, détendez-vous.

Laissez à l'organisme le temps d'accomplir son travail métabolique. Il détruit, transforme, reconstruit. Il a besoin de calme pour cela.

Sieste, compresse hépatique

Il faut en tous cas s'allonger pour faire la sieste à midi. Il est bon de prendre alors une bouillotte bien chaude ou mieux encore de faire une compresse humide et chaude, plus particulièrement vers la région du foie. Cela facilitera l'énorme travail de désintoxication de cet organe. Le seul fait d'être allongé fait bénéficier le foie d'une meilleure irrigation (supérieure d'environ 40 %). On peut se reposer dans son lit, sur un divan, un bon tapis ou l'herbe des prés. L'essentiel est d'être allongé, immobile, détendu et d'avoir suffisamment chaud.

Un mot sur la détente

Laisser vagabonder son esprit

Celui qui sait comment se détendre, comment faire le vide, vient plus rapidement à bout de toute sorte de difficulté. Pendant le jeûne, l'organisme est tout à fait disposé à se détendre. C'est une période propice à l'apprentissage de la relaxation et de la concentration, qu'il s'agisse de training autogène, de yoga, d'exercices respiratoires, de gymnastique relaxante ou d'autres méthodes analogues.

Le sommeil

Vous jeûnez, c'est une période d'éveil.
Ne rechignez pas, profitez-en.
(Vieux dicton allemand.)

Fort heureusement, moins d'un jeûneur sur deux se réveille plus souvent la nuit que d'habitude. La plupart ont le sommeil profond, tout en dormant cependant moins longtemps qu'à l'ordinaire.

Voici quelques conseils qui vous permettront de mieux vous endormir ou de mieux dormir.

Préparation pour la nuit

Passer une bonne soirée

1. Coupez tout, décontractez-vous consciencieusement, laissez se finir la journée.

N'allez pas vous coucher brutalement sans transition ou bien après avoir regardé une émission de télévision captivante. Faites plutôt une brève promenade, lisez un chapitre agréable, calmement assis dans un fauteuil, ou écoutez votre musique préférée. Faites tout ce dont vous savez que cela vous détendra. Toutes les impressions reçues continuent à agir pendant notre sommeil, même si nous n'en avons pas conscience.

2. Libérez votre esprit.

Le travail intellectuel, les discussions animées provoquent un afflux sanguin que l'on peut ramener à la normale :

- Au cours d'une promenade du soir, effectuée au grand air.
- En piétinant dans un baignoire remplie d'eau froide jusqu'aux mollets.
- En prenant un bain de pieds montant (voir p. 53).
- Par des flexions répétées du corps sur les avant-bras ou les genoux.

Tout exercice physique éloignera vers les membres le sang accumulé dans la région cérébrale.

Conseils pour la nuit

3. « Les pieds froids dorment mal. »

Vous lirez p. 53 au paragraphe « chaleur » ce que vous pouvez faire pour y remédier rapidement.

4. « Les fenêtres closes attirent les fantômes. »

Le manque d'oxygène provoque de mauvais rêves. Il convient :

- D'arrêter le chauffage.
- De dormir les fenêtres grandes ouvertes.

Si vous avez froid, ne fermez pas la fenêtre, prenez une ou deux couvertures de plus.

5. Somnifères et calmants.

Évitez tout ce que vous pouvez éviter. À la rigueur, posez votre médicament habituel sur la table de nuit. Essayez d'abord de vous endormir par des moyens naturels et ne le prenez que si vous n'y parvenez pas.

La nuit pendant le jeûne

Vous pouvez la nuit souffrir de légers malaises, de douleurs abdominales, d'agitation. Tous ces maux disparaîtront rapidement en observant ce qui suit :

Non seulement un ventre plein n'aime pas réfléchir, il ne dort pas bien non plus. On peut pendant le jeûne et particulièrement la nuit avoir une impression de ventre trop plein, due à des gaz, des dérangements, des crampes. Le mieux est d'avoir alors recours à une compresse dite de Priessnitz.

Compresse de Priessnitz

Prendre une serviette en lin. En plonger 1/3 dans l'eau froide. Tordre et plier ensuite en trois de manière à obtenir une partie humide recouverte de deux parties sèches. Poser la partie humide sur le ventre et recouvrir l'ensemble d'une serviette éponge sèche que l'on aura repliée. La ceinture du pantalon de pyjama maintiendra le tout en place. En quelques instants la compresse sera agréablement chaude.

Ceux qui s'agitent dans leur lit pour trouver le sommeil, ou sont trop énervés pour y rester, se laveront à l'eau froide de la tête aux pieds avec un gant de toilette, sans se doucher et se remettront au lit tout mouillés qu'ils sont. De l'eau froide, direz-vous, et sans s'essuyer ! Vous serez surpris de constater comme cette méthode simple est efficace et rapide.

Il est normal de dormir moins

Pendant le jeûne, le sommeil est souvent plus superficiel et de moindre durée.

Rappelez-vous la citation en tête de ce chapitre.

« Ne rechignez pas » : s'il vous arrive de vous réveiller à une heure inhabituelle, ne maugréez pas ; c'est comme cela : acceptez-le comme tel.

« Profitez-en » : appréciez ce calme nocturne ou celui qui règne au petit matin. Si vous vous mettez à penser à votre famille, à votre travail, acceptez-le. Ne vous irritez pas s'il vous vient à penser à vous-même. Ayez papier et crayon à proximité pour noter ce qui vous traverse l'esprit.

Bien des gens ont ainsi, pendant leurs nuits de jeûne, trouvé leur voie ou la solution de problèmes qui se posaient à eux depuis longtemps.

Lisez

Autre suggestion : pourquoi ne pas lire un peu. La vie quotidienne ne nous en laisse pas souvent le temps.

Vous vous apercevrez au matin que vous n'êtes pas fatigué du tout. Seuls ceux qui ne peuvent supporter de demeurer éveillés ces quelques heures et s'énervent à l'idée d'être là, allongés sans dormir, auront l'impression de ne pas avoir dormi tout leur saoul.

On sait que cinq à six heures de sommeil suffisent au jeûneur s'il se repose correctement dans la journée.

Chaleur

Ne vous étonnez pas d'avoir souvent les mains ou les pieds froids pendant la journée de jeûne. Notre « chaudière interne » peut produire de la chaleur à partir de réserves graisseuses, comme elle le fait à partir de nourriture, mais pendant le jeûne elle fonctionne sur un registre d'économies. Tout se passe comme si nous devions ménager nos réserves organiques.

Tout ce qui produit de la chaleur

Voici quelques conseils :

- Portez des vêtements aérés mais chauds, choisissez de préférence des tissus naturels, chauds et absorbants comme le coton, le lin ou la laine ; pas de fibres synthétiques. Ayez des chaussures avec semelles de cuir ou de liège. En été, des sandales légères ou des sabots.
- Bougez, cela vous réchauffera.
- Buvez de préférence des boissons chaudes.
- Couvrez la région hépatique d'une compresse chaude (voir p. 50).
- Mettez une bouillotte aux pieds aussi souvent que vous en aurez besoin.

Un bain de pieds qui évite les refroidissements

- Prenez un bain de pieds en remplissant d'eau chaude n'importe quel seau ou cuvette en plastique.
- Quand on a vraiment froid, que l'on est frigorifié, il faut avoir recours à un moyen plus radical : c'est le bain de pieds « montant » qui vous évitera tout refroidissement : Remplir un seau d'eau tiède (et non pas chaude) à hauteur des mollets, mettre les pieds dedans et verser souvent de l'eau chaude de telle sorte que les pieds jouissent d'une chaleur sans cesse renouvelée. En 15 à 20 minutes, le corps tout entier sera réchauffé. Pour finir, se laver ou se doucher rapidement les pieds à l'eau froide. Se vêtir chaudement ou se mettre au lit.

• Un jeûneur se refroidit plus vite que d'ordinaire quand il nage ou prend un bain. Il faut donc réduire le temps de baignade et songer à bien se réchauffer ensuite.

Ce qui change pendant le jeûne

La vue

Automobilistes attention

On remarque parfois une diminution de l'acuité visuelle : les lettres se troublent. La vue baisse un peu. Pas d'inquiétude à avoir, elle reviendra vite et le plus souvent à un meilleur niveau. Automobiliste enfin, soyez prudents, les réflexes et la concentration peuvent être moindres.

L'intelligence

Vous vous surprenez à relire un chapitre une ou deux fois et ne parvenez toujours pas à en saisir le sens. Votre capacité de compréhension semble bloquée. Que cela ne vous trouble pas, cela aussi rentrera dans l'ordre d'ici quelques jours.

La mémoire

Il peut se faire, et cela plus fréquemment qu'auparavant, que vous ne vous souveniez plus de ce que l'on vient de dire. Il se peut que vous oubliiez vos rendez-vous et jusqu'à votre propre numéro de téléphone. De même, vous pouvez avoir plus de difficultés à trouver vos mots. Rien d'étonnant : le cerveau lui aussi pour une fois prend des vacances. C'est le signe qu'il se déconnecte à la suite d'un surmenage intellectuel antérieur.

Les capacités sexuelles

Elles peuvent momentanément se modifier : croître ou diminuer. Elles seront améliorées et plus équilibrées après le jeûne.

Les règles

Elles peuvent être décalées, être plus ou moins abondantes. Cette fois encore, c'est plutôt après le jeûne qu'elles redeviendront normales.

Comment se sent-on pendant le jeûne ?

Un nouveau bien-être

C'est après le premier ou le second jour de jeûne que la plupart des gens se sentent plus légers, détendus et donc très à l'aise. Ils ont confiance maintenant et, surpris de se sentir si bien, ils entreprennent avec plaisir ce « voyage vers un nouveau bien-être ».

Les fatigues passagères

Le soleil bien sûr ne brille pas tous les jours. Il y a des fatigues passagères caractéristiques du jeûne. Elles ont lieu le plus souvent le matin ou durent quelques heures tout au plus dans la journée. Que faut-il donc faire si l'on est sans entrain, fatigué, un peu vaseux ; si l'on se sent las ?

Faut-il prendre sur soi ou se laisser aller ? Il faut, en fait, faire l'un et l'autre.

De toute façon et avant toutes autres choses, il faut se ressaisir, qu'il s'agisse de faiblesse passagère ou de lassitude générale. Cela suffit le plus souvent pour en venir à bout.

Il sera toujours temps de se laisser aller ensuite si, après une promenade, un jeu, un exercice, la fatigue n'a toujours pas disparu.

Mieux vaut alors réintégrer sa chambre et s'allonger pour lire ou pour dormir.

Les personnes fortes doivent prendre de l'exercice

Ceux qui ont quelque embonpoint, ceux qui se sentent souvent fatigués doivent à tout prix se ressaisir.

Ceux qui sont gênés par leur poids perdent tout plaisir à se déplacer, à s'agiter. Et ceux qui sont fatigués de nature se sont laissés aller si souvent qu'ils manquent totalement d'entraînement. Il est vital pour les uns comme pour les autres de prendre de l'exercice. Cela sera d'autant plus facile que l'on perdra un peu de poids ou que l'on améliorera si peu que ce soit son entraînement. Et le jour viendra où lourdeur et paresse seront surmontés, où prendre de l'exercice deviendra un plaisir et un besoin. En attendant, ne pas oublier de se ressaisir.

Hypotension

Ceux qui ont une tension faible (inférieure à 10/6) doivent en général fournir plus d'efforts que d'autres. Ils sont, pendant le jeûne, plus sujets aux vertiges, aux faiblesses, aux troubles de la concentration. Ils doivent améliorer leur circulation sanguine :

• En suivant attentivement les conseils donnés pour le lever matinal (voir p. 43).

• En prenant le matin un thé léger avec une cuillerée de miel, ainsi qu'à midi, après avoir fait une compresse sur la région hépatique. Boire ce thé de préférence alors que l'on est encore allongé. La tisane de ginseng a un effet similaire.

• En ayant une activité physique. C'est là une nécessité absolue si l'on veut stabiliser la circulation du sang, il faut simplement ne s'y livrer qu'avec prudence.

Les « crises » de jeûne

Quand les poisons circulent dans l'organisme

Peu fréquentes lors des jeûnes de courte durée, elles ont lieu le plus souvent au cours des jeûnes qui durent trois semaines ou plus. Rarement chez les personnes en bonne santé, plus souvent chez les malades. Elles vous tombent dessus comme un coup de tonnerre. Le jeûneur se sent fragile, énervé ou très las. Les anciens malaises réapparaissent. On se sent comme malade, un peu comme si, par exemple, on avait la grippe.

Les crises de jeûne sont des crises thérapeutiques. Ce sont les résidus de maladies antérieures qui, violemment expulsés par les différents tissus, vont, quelques heures ou quelques jours durant, circuler dans l'organisme.

Dès l'instant où ces substances sont éliminées, la crise prend fin comme s'il ne s'était rien passé.

En de telles circonstances, l'organisme a beaucoup à faire avec soi-même. Il convient de le ménager :

• Un lavement, se mettre au lit et se reposer, de la chaleur, voilà ce qui convient le mieux.

• Boire de l'eau ou des tisanes en quantité.

• Un verre de yaourt étendu d'eau fera merveille.

• Ne surtout pas se forcer et, bien sûr, ne pas interrompre le jeûne.

Journal de jeûne et bilan général

Journal de jeûne.

Il s'avérera très utile de noter chaque jour comment s'est déroulé le jeûne. Vous inscrirez chaque jour quel fut votre menu, ce que vous avez

Écrire tous les jours

éliminé, votre forme physique et mentale et vos activités corporelles et intellectuelles. En d'autres termes, vous tiendrez un journal de jeûne.

Bilan général.

Faites la liste des maux dont vous souffriez plus ou moins avant le jeûne et notez ce qu'il en reste après. Enfin, faites le bilan de ce que la cure vous a apporté.

Le poids

Prenons un exemple : soit une femme d'une part, un homme de l'autre, ayant jeûné pour réduire un léger excédent de poids.

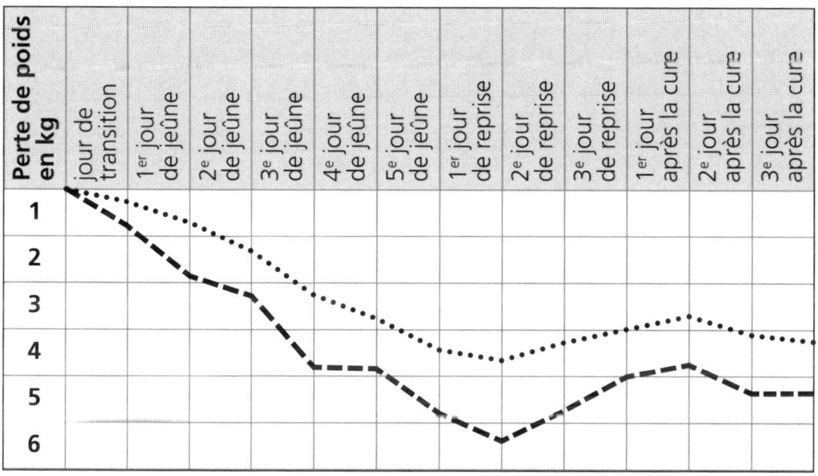

Exemple 1 : ••••••••••••
femme, 40 ans ; 1,60 m
poids avant le jeûne : 65 kg

Exemple 2 : ▬ ▬ ▬ ▬ ▬ ▬
homme, 40 ans ; 1,75 m
poids avant le jeûne : 80 kg

La courbe concernant la jeune femme baisse ou monte de façon régulière ; celle de l'homme en comparaison fait état d'une perte de poids plus rapide pendant les deuxième et troisième jours de jeûne puis remonte plus fortement après le premier jour de reprise alimentaire. C'est caractéristique d'un individu dont les tissus contiennent beaucoup d'eau et de sel. Le quatrième jour, il ne perd aucun poids. Son organisme a, ce jour-là, fait des réserves d'eau afin de dissoudre d'autres dépôts de sel présents dans les tissus et de les éliminer dès le lendemain après un filtrage rénal. Il n'y a donc pas lieu de s'inquiéter d'un palier de cet ordre sur le graphique de perte pondérale.

Les hommes maigrissent plus

On ne mesure réellement la perte de poids réalisée pendant une semaine de jeûne qu'au matin du premier jour après la cure. Dans le cas présent, la jeune femme a perdu 3 kg, l'homme en a perdu 4. C'est, dans les deux cas, une perte de poids normale, voisine de la moyenne observée.

La courbe pondérale traduit l'allègement des tissus adipeux et les pertes en eau et en sel de l'organisme. Son allure n'est pas la même pour tous.

La jeune femme a, pendant cette cure, perdu 1,8 kg de graisse environ et l'homme à peu près 2,5 kg. Un kilo de tissu adipeux fournit 6 000 calories. On peut en déduire que la jeune femme a pu, à partir des graisses quotidiennement dégradées, disposer de 1 500 calories par jour et l'homme de 2 100.

30 % d'énergie économisée

Poussons notre calcul un peu plus loin : le jeûneur économise 30 % de l'énergie normalement nécessaire, car il n'a aucun travail digestif à accomplir. On peut en conclure que cette jeune femme a disposé d'une ressource énergétique équivalente (1 500 calories + 30 %) à celle d'une femme d'âge et de taille analogues et s'alimentant normalement (2 000 calories). De même, l'homme a disposé de ressources énergétiques (2 100 calories + 30 %) égales à celles de son homologue nourri de 2 800 calories.

C'est pourquoi l'on peut avoir une vie normale, faire du sport, travailler, réfléchir. La perte de poids n'entraîne aucune perte d'énergie, ni vivacité ou gaieté moindre.

Votre bilan pondéral

Contrôlez bien l'évolution de votre poids. Vous trouverez ci-contre un tableau pour noter cette évolution, ainsi qu'un diagramme modèle correspondant. Votre poids au départ sera celui du matin du jour de transition.

Tableau de contrôle pondéral

Date	Jour de la semaine de jeûne	Poids en kg
	matin du jour de transition	
	matin du 1er jour de jeûne	
	matin du 2e jour de jeûne	
	matin du 3e jour de jeûne	
	matin du 4e jour de jeûne	
	matin du 5e jour de jeûne	
	matin du 1er jour de reprise alimentaire	
	matin du 2e jour de reprise alimentaire	
	matin du 3e jour de reprise alimentaire	
	matin du 1er jour après la cure	

Diagramme d'évolution pondérale

Perte de poids en kg	jour de transition	1er jour de jeûne	2e jour de jeûne	3e jour de jeûne	4e jour de jeûne	5e jour de jeûne	1er jour de reprise	2e jour de reprise	3e jour de reprise	1er jour après la cure	2e jour après la cure	3e jour après la cure
1												
2												
3												
4												
5												
6												
7												
8												

Faites votre bilan pondéral

Poids avant de début du jeûne .... kg

– poids au matin du 1er jour après la cure .... kg

= poids réellement perdu pendant la semaine de jeûne .... **kg**

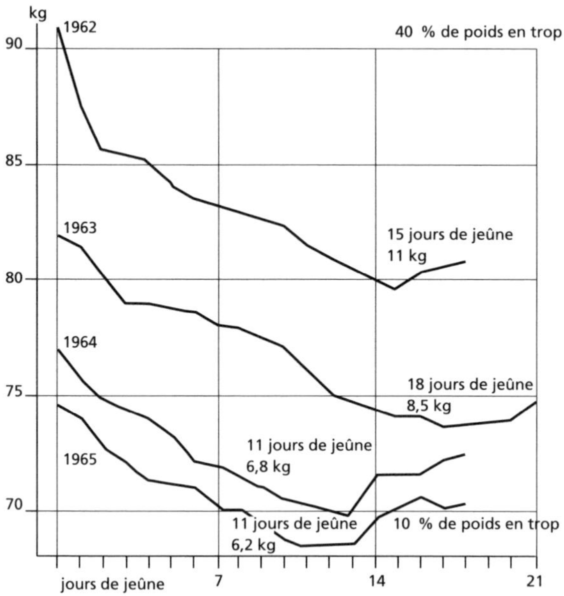

Pertes de poids successives en 4 cures de jeûne et observance d'une nourriture saine et raisonnable.
Évolution d'un homme de 43 ans, 1,66 m, pesant 91 kg avant son premier jeûne.

Donnez-vous, pour la pesée, des règles très strictes.

Une pesée régulière

Pesez-vous soit le matin après avoir uriné, en chemise de nuit ou en pyjama, soit le matin après être allé à la selle et avoir pris une douche, tout nu cette fois.

Bilan pondéral : C'est le matin du premier jour après la cure que votre balance vous indiquera le nombre de kilos réellement perdus pendant le jeûne.

Vivre avec sa balance

Continuez cependant à contrôler votre poids par la suite : vivre avec sa balance, c'est la meilleure façon de faire pour garder la ligne.

Le graphique reproduit ci-dessus montre comment on peut modifier de façon durable ses habitudes alimentaires après un jeûne. En quatre ans, à raison d'un jeûne par an, le sujet décrit a perdu 20 kg environ, passant ainsi d'un excédent de poids de 40 % à un excédent de 10 % seulement.

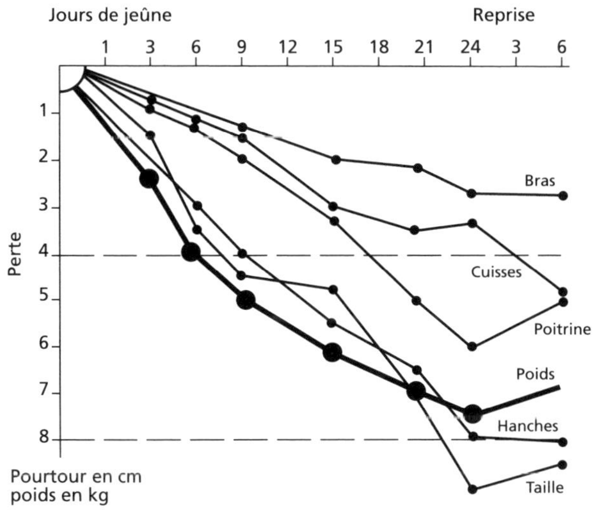

Perte de poids après 4 semaines de jeûne.
Cette perte touche toutes les parties du corps.
L'exemple est celui d'une femme de 43 ans, de 1,54 m, pesant 65 kg au début du jeûne.

Ce que l'on gagne à perdre

Cela semble paradoxal. Permettez-moi de résumer ce qui a été dit au cours des chapitres précédents.

C'est à partir de ses provisions de graisse que l'organisme qui jeûne se procure les forces et la chaleur nécessaires pour subsister.

Il faut savoir que l'organisme ne consomme pas n'importe quelle graisse ou n'importe quelle substance contenue dans les tissus.

Il va dégrader successivement et dans l'ordre :

Dégradation des substances qui surchargent l'organisme

- Tout ce qui lui pèse,
- Tout ce dont il n'a pas besoin,
- Tout ce qui le dérange,
- Tout ce qui le rend malade.

Il n'y a pas que l'abus des graisses et des hydrates de carbone qui soit susceptible de nous rendre malade ; un apport trop important en protéines peut avoir le même résultat. Les dernières recherches de la biologie des capillaires ont prouvé que les protéines excédentaires s'accumulent sur les parois des vaisseaux les plus petits, les capillaires, qui sont présents dans tous les organes. On considère aujourd'hui que ces dépôts sont le premier signe de maladies qui ne seront décelables que des années plus tard. Ceci s'applique à toutes les maladies du métabolisme, à la plupart des maladies cardio-vasculaires et à leurs suites éloignées : infarctus et crise d'apoplexie ainsi qu'aux formes les plus courantes des rhumatismes articulaires pour ne citer que quelques exemples.

Décrassage

Nous pouvons nous prévenir contre ces dangers en laissant, de temps à autre, l'organisme détruire cet excédent protéinique (c'est ce qui se passe pendant le jeûne) et en veillant à ne pas laisser s'accumuler, par la suite, des réserves de protéines trop importantes. Jeûner et manger raisonnablement vont de pair.

L'élimination des toxines se fait conjointement à ce processus. Les toxines liées aux protéines et aux graisses sont emmagasinées dans le tissu conjonctif. La dégradation des graisses et des protéines qui a lieu pendant le jeûne abolit ces liaisons, et les toxines peuvent alors être éliminées.

Les protéines et le jeûne

Il est aisé maintenant de comprendre pourquoi ce serait une erreur d'ajouter des protéines aux boissons absorbées pendant le jeûne, ou de prendre des « boissons protéinées ». Ce serait entraver le processus d'élimination des toxines.

Il en va autrement des personnes très fortes qui suivent un jeûne de longue durée (supérieure à 30 jours et qu'il convient de faire en clinique). Il s'agit plus, dans ce cas, de perdre du poids que d'éliminer impuretés et toxines.

L'organisme *ne détruit pas* :

- Ce qui est utilisable,
- Ce qui fonctionne,
- Ce qui est vital.

Derrière ces règles, qui semblent innées dans l'organisme, se cache tout le secret du jeûne.

Le jeûne procure :

- Un nouveau bien-être, dû aux pertes en eau et en sel, au décrassage, à la désintoxication.
- Une endurance accrue grâce aux kilos dont on se sera délesté.

Une meilleure santé

La perte de poids peut aboutir à une série de transformations physiques. Elle soulage les genoux, les pieds, les disques intervertébraux, bref toutes les parties porteuses du corps.

Soulager le cœur et la circulation

Elle soulage le muscle cardiaque qui peut mieux jouer son rôle de pompe. La respiration se fait plus librement, les poumons peuvent absorber de plus grandes quantités d'oxygène que le sang transporte plus rapidement vers les différents tissus. Une tension sanguine trop élevée redevient normale. Une tension trop basse, si elle peut provoquer quelque lassitude ou de légers vertiges passagers, s'élèvera rapidement au niveau voulu.

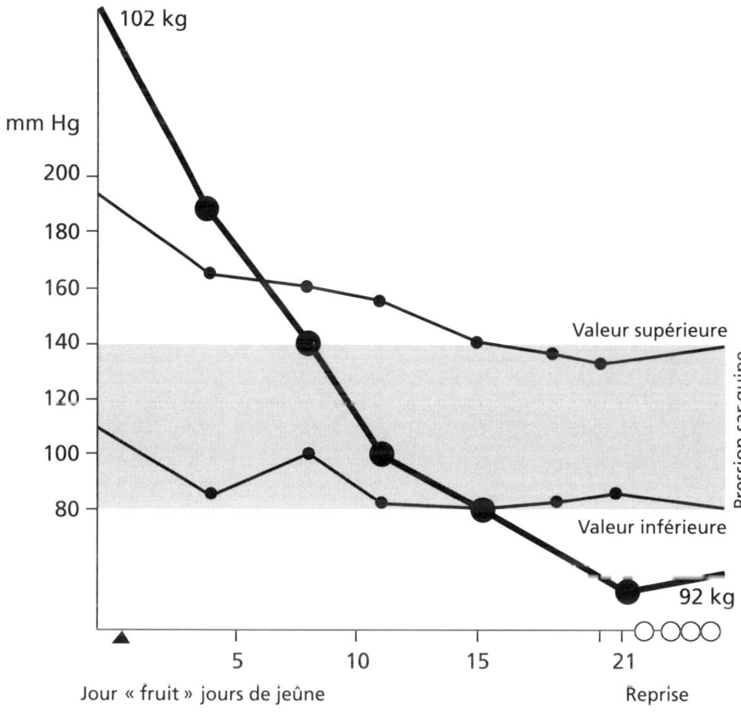

Normalisation de l'hypertension et perte de poids après un jeûne de 3 semaines. Le graphique représente l'évolution moyenne de 15 personnes obèses (d'après le docteur H. Fahrner).

Une teneur en sucre trop élevée dans le sang retombe à la normale dès les cinq premiers jours de jeûne et ne descend jamais au-dessous (à noter que les diabétiques sous traitement ne doivent jeûner qu'en clinique).

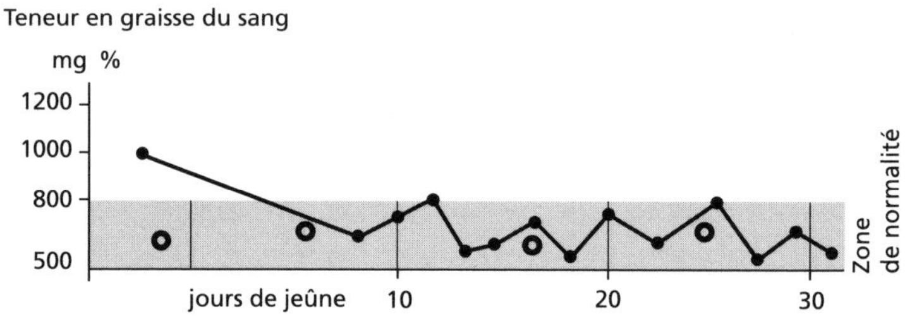

Baisse du taux de graisse dans le sang de sujets présentant un fort taux avant le jeûne.
Les valeurs O sont des valeurs normales.
Évolution moyenne de 60 jeûneurs.

Dégradation intérieure des graisses

Un taux de graisses (cholestérol, triglycérides et autres) trop élevé dans le sang va décroître tout au long du jeûne. Dès que ce taux est revenu à des valeurs normales, l'organisme va se libérer des graisses contenues en réserve dans le foie, les vaisseaux sanguins et les autres organes engorgés.

L'élimination des graisses n'est pas que superficielle, elle concerne également les organes internes. C'est par là que commence le jeûne médical (voir p. 89).

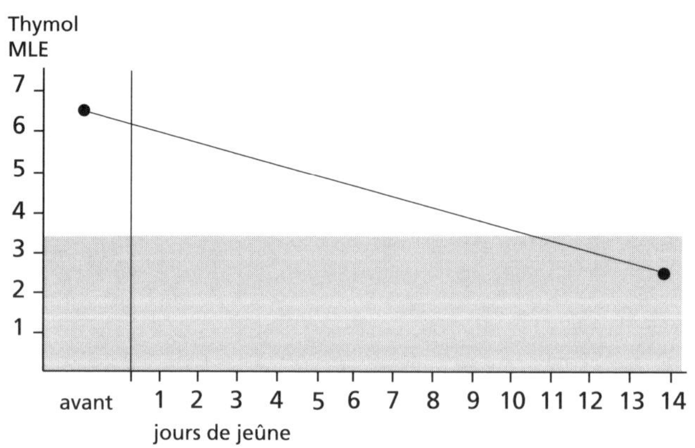

Guérison de cellules hépatiques malades grâce au jeûne. Moyenne effectuée sur 100 patients (on obtient des résultats analogues par des examens plus sophistiqués).

Mesures hépatiques trop élevées

Même si les mesures effectuées en laboratoire indiquent pour le foie des taux de graisse trop élevés, vous pouvez être sûr que ces valeurs auront considérablement baissé après cinq jours de jeûne, à condition toutefois de ne pas boire la moindre goutte d'alcool.

Pour résumer, disons que, pendant le jeûne, l'organisme est centré sur une autoguérison, et cela va de pair avec des mesures (de laboratoires ou autres) qui tendent à le rapprocher de la normale.

Il y a un phénomène, cependant, qu'il faut particulièrement surveiller : la teneur du sang en acide urique augmente pendant le jeûne. C'est le signe d'une forte activité d'élimination et de régénération des cellules. Peu de gens, en fait, auront à souffrir de ces taux élevés. Mais ceux dont le taux d'urée était déjà élevé auparavant doivent observer quelques règles très strictes : boire abondamment ; boire le jus de deux citrons par jour (ou les sucer en rondelles) ; n'absorber aucune boisson alcoolisée sous quelque forme que ce soit (elles sont de toute façon néfastes au jeûneur) ; veiller particulièrement à bien éliminer.

Ceux qui, sous ordonnance médicale, prennent des médicaments contre la goutte, l'arthrite, l'excès d'urée doivent poursuivre leur traitement pendant le jeûne, et le mieux serait de le faire dans une clinique de jeûne.

La teneur en acide urique du sang baissera elle aussi, mais de 5 à 6 jours seulement après le jeûne.

Une peau embellie par le jeûne

Un bain de beauté venu de l'intérieur

Il est toujours saisissant pour un médecin spécialiste du jeûne de voir combien le visage d'un jeûneur peut se modifier.

Voici trois exemples types :

– Un visage bouffi, bleu violacé, parsemé de petites taches rouges, ce visage de pleine lune dont les ignorants considèrent qu'il respire la santé, commence à se détendre après cinq jours de jeûne seulement et retrouve peu à peu sa configuration propre. Les yeux troubles s'éclaircissent, le regard incertain s'affermit.

La peau gris brunâtre des fumeurs devient plus claire et prend une couleur fraîche. La peau spongieuse de l'alcoolique aux pores dilatés se tend à nouveau et devient plus claire. On peut lire sur ses traits une conscience de soi de plus en plus nette.

– Le faciès surmené, grisâtre et résigné de ceux qui sont épuisés, fait d'abord un retour sur soi-même, se calmant et se creusant un peu tout à la fois. Puis il reprend forme, devient frais et délicat. Les yeux retrouvent leur éclat. La peau, à la fin du jeûne, est étonnante de douceur, de souplesse et de fermeté ; ses impuretés ont disparu, les petites rides se sont effacées.

Comment votre conjoint peut vous aider

Tenir l'autre au courant

Que vous jeûniez ensemble ou que l'un des deux seulement jeûne, il est nécessaire, pour vos bonnes relations, de bien connaître quelques points importants.

Jeûner, c'est effectuer une plongée en soi-même, se soumettre au rythme de son propre corps, se comporter comme l'exige son corps à cet instant précis et non comme s'y attend ou le souhaiterait votre partenaire.

Le jeûneur a rompu avec ses habitudes. Il vit selon des règles différentes.

Soyez indépendants l'un de l'autre. Vous vous retrouverez avec plus de lucidité ensuite.

• Renseignez-vous tous les deux sur le jeûne. Lisez l'un et l'autre ce guide du jeûne.

• Décidez ensemble de la date de début du jeûne.

• Mettez-vous d'accord sur :

Le lieu,
Le moment des repas,
L'organisation des loisirs,
Les périodes de repos.

• Modifiez vos habitudes de repos nocturne. Il est recommandé de faire chambre à part, à cause des odeurs corporelles du jeûneur et des besoins d'aération différents qui en résultent ; mais aussi pour permettre, le cas échéant, aux deux jeûneurs d'agir sans déranger l'autre : allumer la lumière, se lever, lire.

• La vie sexuelle ne se modifie généralement pas, mais cela peut arriver. Acceptez donc comme tels les changements de comportement de votre partenaire.

• En toutes circonstances, respectez le souhait de se reposer exprimé par l'autre.

• L'hygiène du corps exige des soins particuliers eu égard aux modifications de l'odeur corporelle.

• Les sautes d'humeurs sont normales pendant le jeûne, admettez-le et supportez sans sourciller que l'autre s'isole plus souvent.

• Et, bien sûr, faites tout ce que vous pourrez pour l'empêcher, s'il en a envie, de boire de l'alcool, de fumer ou de manger.

Surmonter les tentations

Nous ne serions guère humains si nous ne découvrions pas au cours du jeûne quantité de tentations. « Rien qu'une bouchée », « ce n'est pas une pomme qui peut te faire du mal ».

Soyez ferme

Certes , une pomme ne peut pas sérieusement vous nuire. Mais chaque petite bouchée, de quelque aliment qu'il s'agisse, met en danger votre jeûne, car elle suscite une faim plus grande. On ne doit pas s'étonner, si, lorsqu'on excite les sucs digestifs, l'estomac réclame quelque chose à digérer.

Il est vraiment plus facile de s'abstenir de manger. Tous les jeûneurs expérimentés savent cela.

Manger déclenche la faim

Mais que dire d'une tasse de café qui n'apporte aucune calorie. Ou d'une glace, qui contient pas mal de calories mais que l'on n'a pas besoin de mâcher. Le café et les glaces stimulent fortement la sécrétion des sucs digestifs. Ils peuvent donc susciter une grande faim comme le feraient d'autres aliments.

Ce qui est autrement plus dangereux, c'est de se laisser aller à prendre un repas complet : soupe, viande et dessert. Cela peut avoir des conséquences graves, allant de la crampe au collapsus cardio-vasculaire. Reportez-vous au paragraphe « Les erreurs à ne pas commettre lors de la reprise alimentaire » (p. 81). Ce qui vaut pour la reprise est encore plus important quand il s'agit du jeûne.

Refuser de se laisser aller à un sens plus grand encore, chaque tentation vaincue renforce notre courage. C'est en surmontant ses peurs et ses tentations que l'homme mûrit et renforce son assise intérieure.

S'il vaut mieux, pendant les premiers jours de jeûne, ne pas sortir en ville ni s'arrêter aux devantures des charcuteries ou des boulangeries, il vous sera loisible de le faire plus tard avec une liberté déconcertante. Vous pourrez allez au café, commander une tisane de menthe, un jus de citron chaud non sucré ou bien encore un jus d'orange fraîchement pressée, et regarder les autres manger, sans éprouver vous-même une quelconque sensation de faim. Vous rentrerez chez vous avec une certaine fierté. Convaincu d'avoir acquis une valeur nouvelle.

Un sentiment nouveau de sa valeur personnelle

Vous vous sentez douloureusement privé de cigarettes ou souffrez du manque d'alcool ? C'est maintenant, plus qu'à toute autre période, que vous vous rendrez compte si le tabac ou l'alcool ne sont qu'une habitude aisément répudiable ou s'ils sont devenus une nécessité proche de la toxicomanie.

S'arrêter de fumer ou de boire pendant le jeûne n'est pas seulement une nécessité hygiénique, mais c'est l'occasion de savoir si l'on est maître ou esclave de ses habitudes.

La même règle fondamentale s'applique ici : un « non » ferme et définitif, dès le début du jeûne, permettra de s'abstenir sans trop de difficultés pendant le jeûne. Une série de petits « non » vous torturera inutilement.

À la fin du jeûne, vous aurez pris tant d'assurance que vous serez capable de grandes décisions. Et pourquoi, par exemple, ne pas renoncer définitivement à ces mauvaises habitudes ?

Jeûner, c'est renoncer. Vous aurez, pendant le jeûne, l'occasion de vous y exercer. Et vous vous rendrez compte que savoir renoncer c'est, en fin de compte, un grand avantage.

Savoir apprécier

En définitive, vous aurez peut-être acquis grâce au jeûne une des plus belles facultés humaines : se contenter de peu et l'apprécier.

Prolongation du jeûne

Poursuivez votre jeûne, tant que cela vous semble nécessaire, que vous vous sentez bien, tant que vous avez de la réserve de poids ; en d'autres termes, tant que toutes les conditions d'un jeûne sont réunies. Il vaut mieux, bien sûr, être alors suivi par un médecin.

Apport en vitamines et sels minéraux

Dès la troisième semaine, vous aurez besoin d'un sérieux apport en vitamines et en sels minéraux, car les réserves de ce type sont plus rapidement épuisées que les graisses. Prenez conseil auprès de votre médecin pour les marques et posologies à prendre.

Vous devrez aussi prévoir une reprise alimentaire plus longue ; au minimum, 1/4 de la durée du jeûne et de préférence 1/3.

Il y a peu de règles à suivre pour une reprise alimentaire prolongée, mais elles sont importantes ; il faut :

- Manger peu,
- Avoir une nourriture simple,
- Recourir à des aliments complets,
- Exclure les aliments lourds à digérer : la charcuterie, les fromages à pâte dure, les fritures, la pâtisserie ; laissez la viande pour plus tard, vous pouvez prendre un peu de poisson.

Rappelez-vous qu'il est généralement plus important d'apprendre à bien manger que de jeûner.

Peut-être devrez vous suivre 3 jeûnes de courte durée dans l'année et vous efforcer de manger avec pondération par la suite. Votre perte de poids sera alors progressive (voir p. 60) et vous maintiendrez plus facilement le poids atteint.

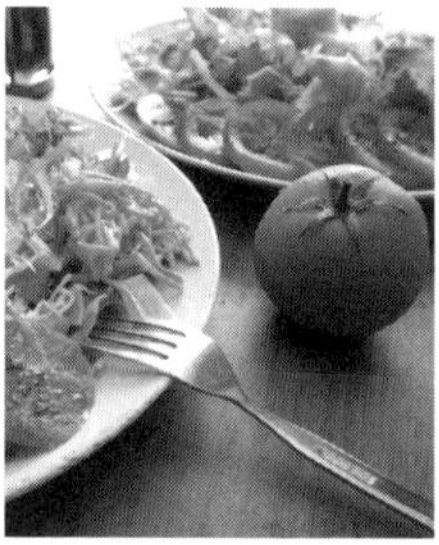

La fin du jeûne Reprise progressive de l'alimentation

Achats à effectuer pour les deux premiers jours de reprise alimentaire

Faites vos courses le cinquième jour du jeûne.

Vous éprouverez un plaisir certain à vous occuper de nourriture sans en dépendre.

Vous avez, pour ces deux jours, besoin de (quantités données pour une personne) :

Liste des courses

- 1 livre de pommes bien mûres,
- 1 soupe en sachet (pomme de terre, tomate, ou asperge),
- du beurre ou de la margarine végétale, un petit fromage frais (type Gervais), 200 g de fromage blanc à 20 % de matières grasses, deux yaourts,
- 1 paquet de tranches de pain grillé biologique,
- 1/2 livre de pruneaux ou quelques figues, des noisettes.

Si vous faites vous-même votre cuisine, vous ajouterez à cela :

- 1 salade, des carottes, des tomates, des pommes de terre et ce qu'il vous faut pour les préparer.

Utilisez, si vous le pouvez, des produits d'origine biologique, vous y prendrez plus de plaisir (on est plus gourmet après un jeûne) et vous mangerez plus sainement.

Si vous devez prendre vos repas au restaurant, choisissez ce qui se rapproche le plus du menu de reprise alimentaire.

Arrêt du jeûne et reprise alimentaire
Une étape essentielle

L'écrivain Georges Bernard Shaw, qui connaissait bien le jeûne, disait : « N'importe quel sot peut jeûner, seul le sage sait terminer convenablement un jeûne. »

Pourquoi donc est-ce si compliqué ?

Quand on parle de reprise, il s'agit, avant toutes choses, de vivre à nouveau sur le mode alimentaire et donc de remettre en marche les fonctions métaboliques et digestives habituelles.

Le passage du programme « jeûne » au programme « alimentation normale » s'effectue le plus souvent plus lentement que le passage inverse. Pendant le jeûne, l'organisme a suspendu la production des sucs digestifs. Il doit s'y remettre maintenant. Cela ne peut se faire que progressivement.

C'est pour cela que la reprise alimentaire est une phase essentielle de la cure de jeûne. Elle réclame autant d'attention, de repos, de temps que le jeûne lui-même.

Pour éviter tout trouble et faire en sorte que la production de sucs digestifs reprenne normalement, il faut particulièrement *veiller aux trois règles principales*, valables pour tout repas :

- manger lentement – il ne faut pas avaler précipitamment,
- bien mastiquer – la digestion commence par là,
- manger en silence – c'est la seule façon d'apprécier les aliments.

Ces journées de reprise alimentaire permettent d'y voir clair dans nos anciennes habitudes de boire et de manger. Le jeûne les a stoppées, il est peut-être temps de les jeter par-dessus bord.

À cette expérience fondamentale que vous avez faite pendant le jeûne : « je me sens bien sans manger et je suis en pleine forme », s'en ajoute une autre au moment de la reprise alimentaire : « j'ai besoin de beaucoup moins de nourriture qu'auparavant ».

En vous appuyant sur cette constatation, vous devriez maintenant essayer d'adopter de nouvelles conduites alimentaires.

Menus pour les jours de reprise alimentaire

1er jour de reprise alimentaire	au petit déjeûner le matin	tisane matinale **fin du jeûne :** 1 pomme bien mûre ou cuite à l'étouffée
	à midi	1 assiette de soupe aux légumes et pommes de terre
	l'après-midi	1 pomme bien mûre ou cuite à l'étouffée
	le soir	1 assiette de soupe à la tomate ou aux asperges, 1 yaourt avec 1 cuil. à soupe de graines de lin, 1 tranche de pain grillé biologique Ne pas oublier de mettre 2 pruneaux ou 1 figue à tremper pour le lendemain
2e jour de reprise alimentaire	au petit déjeûner	2 pruneaux ou 1 figue trempée, 2 tranches de pain grillé biologique, 5 g de beurre, 50 g de fromage blanc aux fines herbes
	à midi	1 crudité : salade verte ou carottes (éventuellement 1 carotte crue soigneusement mâchée), 2 pommes de terre en robe des champs, légumes légers (épinards, carottes, tomates, asperges), fromage blanc aux pommes ou yaourt, 1 cuil. à soupe de graines de lin
	l'après-midi	1 pomme bien mûre, 10 noisettes
	le soir	1 ou 2 tomates, 10 g de beurre, 1 tranche de pain complet, 1 tranche de pain grillé biologique, 1/2 carré frais type Gervais Pour boissons : le matin de la tisane ou du malt (« Caro »), le soir une tisane de menthe.

Changer son mode alimentaire

À partir du 3e jour de reprise alimentaire, on pourra jeter les bases d'une alimentation saine et changer ses manières de faire.

Trois menus type vous aideront le 3e jour à réaliser ce changement.

▶ **Menu type no 1 :** pour tous ceux qui travaillent ou qui n'aiment pas faire la cuisine, des repas simples que l'on peut préparer au bureau.

▶ **Menu type no 2 :** pour ceux qui prennent leur repas chez eux.

▶ **Menu type no 3 :** pour ceux qui aiment les crudités et veulent, à long terme, maigrir encore.

Vous trouverez plus loin des recettes correspondant à ces menus. Elles sont calculées pour une personne seule.

3e jour de reprise alimentaire	**Menu type n° 1**	**Pour ceux qui travaillent ou n'aiment pas faire la cuisine**
	au petit déjeûner	tisane, Birchermuesli
	le matin	1 yaourt aux fruits ou du fromage blanc, 1 ou 2 tranches de pain grillé biologique
	à midi	1 fruit ou 1 carotte crue, 1 tranche de pain complet, 10 g de margarine végétale, 1 morceau de fromage maigre. Au restaurant : 1 petite assiette de salade, du riz avec un œuf ou du ragoût de volaille
	l'après-midi	1 verre de yaourt étendu d'eau, 1 tranche de pain grillé biologique
	le soir	comme crudité de la choucroute avec 1 pomme coupée en tranches, 1 galette de flocons d'avoine aux légumes, fromage blanc à la banane
	Menu type n° 2	**Pour ceux qui prennent leurs repas chez eux**
	au petit déjeûner	tisane, Birchermuesli
	le matin	lait caillé aux fruits
	à midi	salade verte et betteraves rouges en crudité, gratin de céréales accompagné de tomates, de légumes et concombres, compote de poires
	l'après-midi	fromage blanc aux fruits
	le soir	endives crues en salade, toast au fromage.
	Menu type n° 3	**Pour ceux qui aiment les crudités** Attention : les crudités doivent être préparées à partir de produits frais et consommées aussitôt. Il faut soigneusement mastiquer. Il n'y a pas d'indication de quantité pour les recettes de crudités : vous pouvez en manger autant que vous le voulez. Choisissez si possible des herbes aromatiques fraîches.
	au petit déjeûner	tisane, Birchermuesli
	le matin	fruit au choix
	à midi	1 grande assiette de crudités (salade verte et betterave rouge au raifort)
	l'après-midi	1 pomme, 1 douzaine de noisettes ou 4 noix
	le soir	1 grande assiette de crudités à votre choix

Recettes pour le 3e jour de reprise alimentaire

···› Menu type n° 1

▸ Birchermuesli

1 pomme râpée ou coupée en petits morceaux, 2 cuill. à soupe de flocons d'avoine, 1 cuil. à café de noix râpée.

Mélanger le tout avec une tasse de lait ou un pot de yaourt, ajouter 1 cuil. à café de miel ou de raisins secs et 1 cuil. à café de jus de citron.

On peut changer de recette chaque jour en utilisant différentes sortes de fruits, de flocons ou de graines de céréales moulues grossièrement la veille au soir et mises à gonfler dans un peu d'eau. On ajoutera ultérieurement noix ou noisettes.

▸ Choucroute aux pommes

Couper de la choucroute crue de bonne qualité, mélanger avec des tranches de pommes, disposer sur des feuilles de salade et saupoudrer de germes de blés.

▸ Galettes de flocons d'avoine accompagnées de légumes

2 cuil. à soupe de flocons d'avoine, 1 cuil. à soupe de lait, 2 cuil. à soupe de fromage râpé, 1 cuil. à café d'herbes aromatiques hachées, 1 cuil. à café d'huile, du sel.

Mélanger bien le tout, faites-en une galette que vous ferez cuire dans une poële huilée. Servez avec des légumes cuits à la vapeur.

▸ Fromage blanc à la banane

Mélanger 2 cuil. à soupe de fromage blanc maigre avec 2 cuil. à soupe de lait. Ajouter 1/2 banane écrasée et du jus de citron.

···› Menu type n° 2

▸ Sauce pour la salade n° 1

1 cuil. à soupe d'huile de tournesol, 1 cuil. à café de vinaigre de cidre et de la moutarde à votre goût, 1 cuil. à café d'herbes aromatiques hachées.

Bien mélanger, verser sur la salade juste avant le repas et retournez votre salade.

▸ Sauce pour la salade n° 2

1/2 pot de yaourt maigre ou l'équivalent de fromage blanc, 1 citron pressé, du sel, des fines herbes : livèche, basilic, de la moutarde, persil, ciboulette et aneth hachés à votre goût.

Bien mélanger tous les ingrédients, versez sur la salade au dernier moment et retournez bien.

▸ Betteraves rouges en crudité

Râper finement betteraves rouges et raifort, bien mélanger, ajouter un peu de miel.

▸ Gratin de céréales

30 g de blé grossièrement moulu (mis à tremper dans un peu d'eau ou cuit à la vapeur), 2 cuil. à soupe de fromage blanc, 1 cuil. à soupe de lait, 1 cuil. à soupe de flocons d'avoine, 1 jaune d'œuf, de la marjolaine et du basilic à votre goût.

Bien mélanger le tout, goûter, mettre dans un moule beurré, cuire au four à la température moyenne pendant 20 minutes environ.

▸ Tomate et concombre en légume

1 tomate, 1/4 de concombre, du coulis de tomate, du sel et de l'aneth.

Couper finement les légumes, faites cuire à l'étouffée dans un peu d'eau, goûter.

▸ Fromage blanc aux fruits

Couper la moitié d'une pomme et la moitié d'une orange en petits morceaux. Mélanger avec du fromage blanc, ajouter du jus d'orange ou de citron.

▸ Endives en crudités

Couper des endives en petits morceaux, assaisonner avec du jus d'orange et du miel, décorer de tranches d'orange.

▸ Toast au fromage

Tartiner une tranche de pain complet avec un peu de margarine végétale (1 cuil. à café), recouvrir de tranches de tomate, saupoudrer d'origan et de romarin, recouvrir d'une tranche de fromage cette fois, passer au four.

⇢ Menu type n° 3

▸ Carottes en crudité

Râper finement les carottes, assaisonner de jus d'orange et de citron, ajouter du miel et de la pomme râpée.

▸ Salsifis en crudité

Râper finement les salsifis, mélanger avec du yaourt et de la noix de coco râpée.

▸ Choucroute en crudité

Couper finement choucroute et betteraves rouges (ou pommes avec des carottes), bien mélanger.

▸ Épinards en crudité

Couper les épinards en fines lamelles, mélanger avec des pommes finement râpées, assaisonner de citron.

▸ Cresson en crudité

Bien mélanger du cresson et du sirop de pommes, goûter et ajouter des pommes râpées.

▸ Céleri-rave et pommes

Râper finement céleri-rave et pomme, assaisonner avec du yaourt, du jus de citron et un sirop de pomme, bien mélanger.

▸ Concombre à la crème fraîche

Couper le concombre en fines lamelles, mélanger de l'aneth haché à de la crème fraîche, assaisonner les concombres avec cette sauce à laquelle vous aurez ajouté un peu de moutarde pour une meilleure digestion.

L'organisme pendant la reprise alimentaire

Durée d'une bonne reprise

Il faut consacrer 1/3 de la durée du jeûne à la reprise alimentaire. Cette période est plus importante que le jeûne en soi. Elle exige des conditions analogues : calme, tranquillité, temps devant soi.

La production de sucs digestifs

Absence de sucs digestifs absence de faim

Pendant le jeûne, l'organisme ne produit plus de sucs digestifs. Au cours de la reprise alimentaire, ils seront d'abord produits en petites quantités, puis progressivement en quantités plus importantes. Vitesse et abondance de production varient d'un individu à l'autre.

Ne mangez pas tout ce que l'on vous met dans l'assiette. C'est à vous de déterminer, chaque jour et à chaque repas, la quantité de nourriture que vous pouvez à nouveau supporter et digérer.

À la suite du jeûne, l'organisme émet des signaux clairs, et vous les saisirez avec plus d'acuité.

« J'ai mangé à ma faim » signifie que votre faim est calmée, que vous êtes rassasié et n'avez pas besoin de plus.

« J'ai le ventre plein », voilà qui signifie que votre estomac est totalement rempli. Et cela, c'est plus qu'il ne peut digérer. Une digestion incomplète est source de malaise ; on se sent lourd, ballonné, mal dans sa peau.

« Je n'en peux plus » veut dire que votre estomac est distendu. Vous avez nettement dépassé les limites de sa capacité digestive.

La production de sucs digestifs est stimulée par : une bonne mastication, les crudités, les acides des fruits (pomme crue), l'acide lactique (lait caillé, yaourt), les fines herbes.

Elle est entravée par : les aliments glacés ou trop froids, l'agitation, la précipitation, la contrariété et… les pieds froids.

La circulation du sang

À peu près le tiers du travail effectué par la circulation sanguine est consacré à la digestion. Ce travail là vous a été épargné pendant le jeûne. Il n'y a donc pas lieu de vous étonner si votre résistance physique baisse quelque peu pendant les deux premiers jours de reprise alimentaire. Il se peut que vous soyez plus souvent fatigué, que vous vous sentiez la tête vide et ressentiez même quelques vertiges. Notamment après les repas où le sang afflue en grande quantité vers l'abdomen et irrigue moins bien le cerveau et les muscles.

Ce qu'il faut faire : s'allonger après chaque repas et même se mettre au lit après le déjeuner. Détendre ses muscles au lever, s'étirer, se tendre, se relâcher, s'allonger et se détendre enfin. Ne faites pas d'efforts exagérés.

La régulation de l'eau

Faire le plein d'eau

L'organisme , qui s'est un peu desséché pendant le jeûne, peut en 3 jours de réalimentation reprendre jusqu'à 1 litre d'eau, ce qu'il est facile de constater en se pesant (voir au chapitre perte de poids pendant le jeûne, p. 57). Cette eau sert à la production de sucs digestifs et à l'humidification correcte des muqueuses. De plus, elle permet une stabilisation de la circulation sanguine dès le 3e jour de reprise alimentaire au plus tard. L'eau redonne enfin toute leur élasticité aux cellules, comme en témoignent la peau lisse du visage et la disparition de ses petites rides.

Il serait contre nature et dangereux de réduire artificiellement ce trafic aqueux par l'absorption de diurétiques.

Buvez donc, je vous en prie, à chaque fois que vous avez soif.

La fonction intestinale

L'intestin ne se met à fonctionner que lorsqu'il est plein. Soyez donc patients.

Aidez l'intestin

Voici des aliments qui permettront de le remplir et serviront d'émollients :

- graines de lin, 2 pleines cuillères à café à chaque repas,
- légumes et crudités,
- pain complet, flocons de céréales complètes.

L'intestin n'évacue de lui-même qu'au second, voire au troisième jour de reprise alimentaire. Ne prenez surtout pas de laxatif.

Le rectum est souvent encore encombré de selles de jeûne un peu sèches. On sent que l'intestin fonctionne normalement mais que l'anus ne s'ouvre pas. Dans ce cas, il faut avoir recours à des moyens qui agissent sur cette portion de l'intestin, sans perturber l'ensemble du transit.

Rétablissement du transit intestinal complet

• lavement à l'eau chaude (1 dl dans une poire à lavement),
• petit lavement (1/2 l d'eau),
• suppositoire de glycérine (on en trouve dans toutes les pharmacies).

Le dernier lavement ayant eu lieu le dernier jour du jeûne ou le premier jour de reprise alimentaire, ce n'est que le matin du troisième jour de reprise alimentaire qu'il vous faudra aider le travail intestinal.

Dans les jours qui suivront, en général, tout ira de soi. Si vous avez une tendance à la constipation, retenez quelques règles fondamentales ; d'abord ce qui *favorise* une évacuation normale :

• le matin à jeun, un verre d'eau (chaude pour les individus nerveux, froide pour les flegmatiques),
• le matin des pruneaux ou des figues préalablement trempées dans de l'eau, ou encore du muesli,
• une nourriture riche en cellulose et soigneusement mastiquée (graines de lin, crudités, légumes, pain complet, flocons de céréales complètes, son),
• faites de l'exercice, quel qu'il soit,
• prenez tout votre temps et soyez patient en allant à la selle.

Ensuite, ce qui *empêche* une évacuation normale :

• un lever tardif,

Ici aussi il faut de l'exercice

• l'indolence sous toutes ses formes, une activité sédentaire sans aucun exercice physique,
• l'énervement, le stress,
• des mains ou des pieds froids,
• se forcer pour évacuer.

Il faut persister dans cette pratique même si l'on est constipé depuis plusieurs années déjà.

Pour lutter contre les flatulences :

Comment réduire les flatulences

Une compresse abdominale humide et chaude avec une bouillotte pour les personnes frileuses, une compresse froide du type Priessnitz (voir p. 52) pour les individus qui ont un « trop-plein » de chaleur.

De la tisane au cumin et fenouil. Des purges naturelles : clystère, lavement, suppositoire de glycérine.

Un conseil : toute bouchée superflue, toute mastication incomplète est source de flatulence.

Enfin, ne mangez pas précipitamment, vous avaleriez de l'air.

Les «séquelles» du jeûne

Certains troubles antérieurs au jeûne peuvent momentanément réapparaître pendant les premiers jours de reprise alimentaire. On peut être déçu par ce comportement bizarre de l'organisme, mais ce n'est pas du tout le signe d'un jeûne inefficace. Tout, en général, rentre dans l'ordre le jour suivant. C'est pourquoi l'on ne peut seulement savoir quels sont les résultats du jeûne qu'à la fin de la période de reprise alimentaire. Il ne faut pas faire un bilan prématuré.

Les erreurs à ne pas commettre lors de la reprise alimentaire

Vers le troisième ou quatrième jour de reprise alimentaire, le fait que l'on se sente en pleine forme joint au fait que les aliments semblent avoir plus de saveur incitent trop souvent à « dépasser les bornes ».

Faites votre profit des erreurs d'autrui

Ce qui peut vous arriver sera judicieusement illustré par ce qu'il advint à un groupe de jeûneurs et par le récit qu'ils m'en firent peu avant leur départ.

Ce groupe, deux femmes et trois hommes, fêtèrent la fin de leur cure de jeûne. Après le dîner de reprise, ils se retrouvèrent dans un bon restaurant.

Pendant son jeûne, M. V. avait rêvé d'un bon steak. Il le dévora littéralement, sans rien laisser. Trois heures plus tard, souffrant de violentes crampes d'estomac, il appelait l'infirmière de garde. Les douleurs étaient, dit-il, absolument insupportables. Ce n'est qu'après avoir vomi son repas mal digéré qu'il fut enfin soulagé et se laissa retomber sur son lit, pâle comme un mort et couvert de sueur.

Les produits de décomposition des protéines qui n'ont pas été digérées agissent comme de véritables poisons.

Ne gaspillez pas étourdiment les résultats obtenus

Mme S. engloutit tout un repas suivi d'une glace à la crème chantilly. Un fort ballonnement d'estomac lui fit comprendre que ce n'était pas indiqué ; qui plus est sa balance accusa 1,300 kg de plus le lendemain matin ! soit 3 jours de jeûne inutiles.

Toute bouchée superflue porte atteinte aux résultats obtenus.

M. A. s'offrit trop de bon vin. Ses amis durent le ramener pour le mettre au lit. Un examen de laboratoire révéla des mesures hépatiques soudainement excessives.

Comme lors du jeûne lui-même le foie a, pendant cette période de reprise, une certaine indisponibilité. Il ne tolère que fort peu d'alcool ; il est exclu d'en boire trop.

Mme K. mangea modérément mais but cependant un café. Elle resta clairement éveillée tout au long d'une nuit qui n'en finissait pas. Le café pourtant ne l'avait jamais empêchée de dormir.

Le système nerveux réagit alors très vivement au café ainsi d'ailleurs qu'aux médicaments.

M. N. commanda du poisson. Il en eut vite assez et laissa la moitié de son repas. Il ne ressentit aucun trouble. En fait, il eut la volonté de se conformer aux règles de reprise alimentaire. Mais alors pourquoi s'était-il laissé convaincre d'aller lui aussi au restaurant ?

S'enivrer de château la pompe

Plus précisément, pourquoi ce groupe qui se montra alerte et joyeux tout au long du jeûne fut-il si morne au moment de fêter son départ ?

Ils avaient pourtant réussi à danser et s'amuser alors qu'ils ne buvaient que de l'eau. On peut se demander si ce n'est pas la trop grande importance qu'ils accordèrent au boire et au manger qui fit échouer leur fête.

La période de reprise alimentaire nous permet de voir avec clarté quelles sont les difficultés de comportement que nous ne soupçonnons pas.

Évoquons une fois encore la phrase de Bernard Shaw.

« N'importe quel sot peut jeûner, seul un sage sait terminer convenablement un jeûne. »

La reprise alimentaire est la période la plus importante du jeûne. Elle exige beaucoup d'attention et demande du temps.

Conseils pour l'après-jeûne

Et maintenant ? Vous avez acquis par le jeûne et la reprise alimentaire une certaine expérience, saisissez donc l'occasion aux cheveux. C'est le moment de rompre avec les mauvaises habitudes alimentaires et un mode de vie pernicieux.

Rompre avec les mauvaises habitudes alimentaires

Vous sentez que vous avez dorénavant la force de diriger votre existence dans un sens ou dans l'autre. Profitez-en pour vous poser quelques questions :

• Prenez une feuille de papier et dressez la liste de ce que vous voulez changer. Faites cela alors même que le jeûne ou la période de reprise alimentaire dure encore.

• Faites-vous un programme pour les semaines à venir : nourriture et activités physiques qui vous conviennent et que vous pourrez suivre.

• Renoncez en grande partie au tabac et à l'alcool

• Apportez votre aide aux groupes d'entraide mutuelle.

Refaites une semaine de jeûne dès que vos obligations professionnelles ou privées vous en offrent l'occasion et vous en laissent le temps. Tout sera plus facile dès le second ou le troisième jeûne – chaque jeûne est différent et débouche sur des expériences nouvelles et intéressantes.

Ceux qui veulent garder leur poids à l'issue de chaque jeûne, peuvent maigrir progressivement en observant plusieurs jeûnes de courte durée (voir p. 60).

L'expérience donne du courage

Vous venez de faire une expérience nouvelle. Vous savez maintenant que vous pouvez vous passer entièrement de nourriture et rester en forme et capable d'endurance.

• Sautez un repas, si vous n'avez pas d'appétit,

• Jeûnez en cas de fièvre, de diarrhée ou de maux d'estomac. Votre organisme vous en saura gré.

• Programmez dès aujourd'hui votre prochaine semaine de jeûne, en compagnie peut-être de quelques amis.

Alimentez-vous de façon pondérée

Observez toujours ce que vous avez appris lors de la reprise alimentaire : mangez selon ce que vous ressentez en vous fiant, si vous le pouvez, à ces signaux intérieurs (« je n'ai plus faim : je m'arrête »). Vous n'aurez dès lors plus besoin de tableau de calories, mais d'une balance.

La plupart des gens, cependant, ont besoin de réflexion pour améliorer leur alimentation. Ils ont alors besoin d'un conseiller nutritionniste qui les aide à aller plus loin.

Vous trouverez à ce sujet parmi « les livres qui vous aident à aller plus loin » cités en annexe quelques excellents conseillers.

Après avoir jeûné, un repas de 800 à 1 000 calories vous semblera très riche et vous serez vite rassasié. Rassasié et satisfait. Cette nourriture est suffisante. Elle contient en dépit de calories peu abondantes tout ce dont l'organisme a besoin.

Un « jour de transition » par semaine

Ceux qui ne peuvent pas suivre de façon durable une alimentation complète, pauvre en calories, se souviendront du jour de transition juste avant le jeûne proprement dit. Prenez l'habitude d'observer chaque semaine une journée « fruit », une journée « riz » ou une journée « crudités » (cela tous les lundis ou tous les vendredis ou pendant les deux jours).

Vous trouverez dans les livres de diététique quantité de recettes pour ces jours de transition (jour « pomme de terre », jour « choucroute », jour « laitages »...).

Ce qui importe, c'est d'en faire une habitude régulière.

Êtes-vous du nombre de ceux qui ont toujours faim ? Il y a lieu de faire alors 5 à 6 petits repas par jour, en mastiquant longuement et soigneusement.

Adoptez des aliments complets

Manger intelligemment

La plupart des maladies modernes dont nous souffrons ont pour origine une alimentation dont les bases sont erronées.

Quantitativement nous sommes trop nourris, mais nous restons sous-alimentés en ce qui concerne la qualité. Il est évident depuis longtemps que pilules et piqûres n'y peuvent rien.

Pour tous ceux qui s'en rendent compte, il n'y a qu'une solution valable : modifier son alimentation.

Douze règles simples vont vous montrer la voie à suivre :

• remplacez le pain blanc par du pain complet. Il y a différentes sortes de *pain complet*. À vous de trouver celle qui vous convient le mieux. Le pain complet rassasie plus vite et de façon plus durable.

• remplacez la farine blanche par de la *farine complète*. C'est dans l'enveloppe un peu sombre du grain de blé que se trouvent les aliments les plus précieux : vitamines, lipides et protides.

• consommez *plus de crudités* : légumes et fruits. Les principes actifs des végétaux sont détruits lors de la cuisson.

• *très peu de sucres et de sucreries.*

Les confitures, les chocolats, les gâteaux, les biscuits, toutes les boissons sucrées et les glaces sont biologiquement sans valeur. En abuser fait grossir et nuit à la santé.

Sucrez vos aliments avec du miel, du sirop de pomme ou de poire, mangez des dattes, des figues, des bananes séchées. Les diabétiques et les obèses utiliseront de la saccharine.

• *Mangez peu salé.*

Le sel retient l'eau de l'organisme, favorise l'hypertension, surcharge le cœur et les reins. Servez-vous pour épicer d'herbes aromatiques fraîches ou pulvérisées. De plus, les aliments de qualité ont une saveur et un goût bien suffisant en soi.

• *Soyez avare de corps gras.*

Le Français en consomme le double de ses besoins. Ne prenez que des fromages maigres et méfiez-vous des graisses dissimulées dans les aliments.

Le beurre perd ses qualités à la cuisson, consommez-le cru.

Remplacez les saindoux et les graisses hydrogénées par des huiles et des graisses végétales qui contiennent des substances biologiquement actives.

• *La ration de protéine* doit provenir d'une *grande variété* d'aliments.

Pour une alimentation classique : 1/3 en provenance des végétaux et du pain, 1/3 des œufs et produits laitiers, 1/3 de la viande et du poisson.

Pour une alimentation végétarienne : 1/3 viendra des légumes et du pain, 1/3 des œufs et produits laitiers, 1/3 du soja, de la levure et des noix.

• Veillez à la *bonne composition de votre alimentation.*

Elle doit vous apporter chaque jour :

de 12 % à 15 % de protéines,
de 30 % à 35 % de graisses,
de 50 % à 60 % d'hydrates de carbone.

Un excès de protéines sera aussi nuisible qu'un excès de graisses ou d'hydrates de carbone.

• Choisissez judicieusement vos *boissons*.

L'organisme n'a réellement besoin que d'eau claire et pure, les tisanes permettent d'en varier le goût et ont des propriétés médicinales naturelles. Les limonades et les jus de fruits qui contiennent beaucoup de calories devront être étendus d'eau. Le lait est un aliment liquide, il faut donc tenir compte des calories qu'il contient. Ne buvez du thé ou du café que si vous avez besoin de stimulant.

Le vin, la bière et les alcools sont soit des produits d'agrément, soit de réelles drogues, tout dépend de la quantité absorbée. Il ne convient pas d'étancher sa soif avec eux. En outre, ils contiennent beaucoup de calories.

• *La qualité importe plus que la quantité*.

Consommez de la viande, des volailles et des œufs biologiques, des produits issus d'animaux nourris de façon naturelle, élevés en liberté. Ne consommez pas celle d'animaux élevés en batteries ou artificiellement nourris.

Les légumes et les fruits auxquels on a fourni du compost pour engrais sont non seulement meilleurs et plus sains, mais aussi ils se conservent plus longtemps que ceux cultivés aux engrais artificiels et aux pesticides.

• *Choisissez des produits naturels.*

Choisissez des produits dont les qualités naturelles ont été respectées, rejetez ceux qui contiennent des conservateurs, des colorants et autres produits chimiques.

• *Choisissez des produits frais.*

Les délais qui séparent la récolte, l'achat, la préparation et la consommation doivent être les plus courts possibles. C'est particulièrement important pour les jus frais et les crudités. Ils perdent de leur goût et de leurs qualités s'ils sont préparés, ne fût-ce qu'une demi-heure à l'avance. En outre, les légumes frais sont d'une qualité toujours supérieure à celle des conserves.

Le jeûne est une interruption dans nos vieilles habitudes alimentaires. Dès lors, on peut réussir après le jeûne à faire ce qui semblait si difficile avant : changer son alimentation. Vous n'êtes pas obligé de tout modifier d'un seul coup. Faites-le petit à petit, mais faites-le !

Vous pouvez, par exemple, commencer ainsi :

– au petit déjeuner : du birchermuesli ou de la bouillie de graines de céréales grossièrement moulues avant d'être utilisées,

– à midi : des crudités avant le repas,
– le soir : un repas léger pris assez tôt.

Renoncez au tabac et à l'alcool

Adieu fumée bleuâtre

Il y a peut-être longtemps que vous vouliez vous *arrêter de fumer*, n'est-ce pas ? Le jeûne, l'avez-vous remarqué, est une des méthodes les plus efficaces pour y parvenir.

Le goût particulier qu'on a dans la bouche lorsque l'on jeûne modifie également le goût du tabac. La cigarette a souvent un goût de foin, parfois insipide, parfois franchement écœurant.

Vous n'avez pas fumé durant toute cette semaine de jeûne, vous savez que vous pouvez faire passer votre intention dans les faits et vous arrêter de fumer. Votre entraînement sur ce point a déjà commencé.

Vous vous êtes également prouvé à vous-même pendant cette semaine que vous pouviez *renoncer à l'alcool*.

Cette abstinence est salutaire pour le foie, elle permet aussi une meilleure conscience de soi.

Tous ceux qui ont l'habitude de boire de l'alcool régulièrement risquent à tout instant d'en devenir dépendants sans même s'en apercevoir. Voici une semaine que vous n'avez pas bu une goutte d'alcool et vous êtes tout à fait capable, maintenant, de prolonger votre abstinence.

Si, après le jeûne, vous constatez une certaine dépendance vis-à-vis de l'alcool, n'hésitez pas à prendre contact avec les Alcooliques anonymes, ou d'autres associations du même genre.

Groupes d'entraide mutuelle

S'entraider

Qu'il s'agisse de nourriture, d'alcool, de tabac ou d'autres problèmes vitaux, il sera toujours plus facile pour l'individu concerné d'en venir à bout au sein d'associations qui partagent le même but, plutôt que de rester isolé.

Ceux qui ont tendance à trop manger et veulent y mettre fin feront bien de se joindre à d'autres qui ont le même problème.

Aux États-Unis, les « Overeaters » et les « Weight-Watchers » s'entraident avec succès. De telles associations existent en France également. Invitez d'autres jeûneurs. Échangez vos impressions sur le jeûne, parlez de vos expériences et, la discussion se poursuivant, ayez le courage d'aborder vos problèmes personnels. Les autres seront amenés à se dévoiler eux aussi. Ne vous réfugiez pas dans les banalités habituelles. Vous vous apercevrez rapidement que vous n'êtes pas seuls à avoir des problèmes.

Le jeûne, période de réflexion

Le jeûne touche les zones profondes de l'être, car c'est une période privilégiée pour la réflexion. Parallèlement aux expériences physiques, physiologiques ou comportementales que l'on fait en mangeant, en buvant, en appréciant, il y a des expériences intérieures qui varient d'un individu à l'autre. Dès le premier jeûne, on peut déceler qu'il y a là un moyen d'avoir accès à plus de liberté intérieure, à plus d'indépendance en pensées et en actes. Le sens du jeûne, la portée de ses effets curatifs, ne peuvent s'évaluer qu'au cours d'un jeûne de longue durée ou de jeûnes répétés.

Si cette semaine de jeûne vous encourage à jeûner ultérieurement plus longtemps, le but de ce livre est atteint.

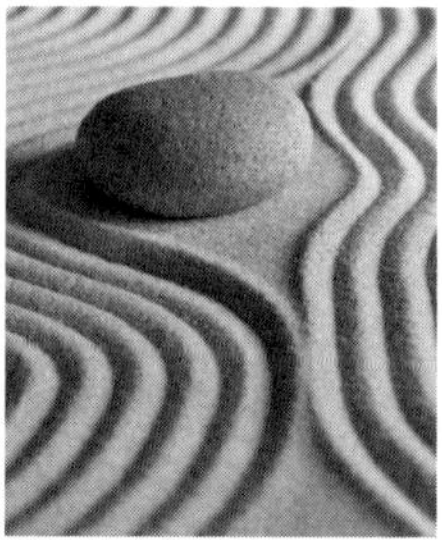

Le jeûne thérapeutique en clinique

Le jeûne préventif, traitement précoce

À 40 ans, une révision générale

Tout individu devrait apprendre à connaître le jeûne. Tout individu ayant atteint la quarantaine devrait procéder à une « révision générale ». Il y a lieu d'avoir un certain entraînement physique et de « faire la vidange » grâce à un jeûne d'assez longue durée.

Tous ceux qui ont un poids excessif devraient jeûner, non seulement pour en perdre, mais aussi pour mieux connaître et maîtriser leurs habitudes alimentaires.

Tout individu dont le taux de risque-maladie élevé est dû à des troubles alimentaires, à des surcharges du métabolisme, devrait jeûner jusqu'à ce que les mesures de laboratoire n'en montrent plus de traces.

C'est le cas de ceux qui présentent :

Les facteurs de risque

- une tendance à l'hypertension,
- un taux de graisses trop élevé dans le sang (cholestérol et triglycérides),
- une teneur en sucre trop élevée (début de diabète),
- des cellules sanguines en trop grand nombre (polyglobulie),
- un taux élevé d'acide urique (début d'arthrite par exemple).

Bref, tous ceux qui veulent retrouver leur forme physique devraient jeûner.

Le jeûne est également intéressant dans la prévention du cancer (en cas de tendance héréditaire par exemple) et pour éviter tout vieillissement prématuré (artériosclérose).

À qui s'adresse la clinique de jeûne ?

Le jeûne, thérapeutique des maladies du métabolisme

Je me contenterai de citer les maladies concernées. Chez de nombreux patients, plusieurs de ces troubles sont combinés entre eux.

Le jeûne thérapeutique est particulièrement indiqué dans le cas de maladies du métabolisme d'origine alimentaire, les cas de maladies chroniques, les affections de l'appareil moteur étroitement liées à des dérèglements du métabolisme.

- l'obésité (plus de 30 % de poids en trop),
- le diabète,
- l'arthrite,
- la polyglobulie,
- un foie surchargé de graisses,
- l'hépatite chronique (atteinte des cellules hépatiques),
- les troubles de la circulation artérielle, vaisseaux du cœur, des bras, des jambes, de la tête,
- les risques d'infarctus du myocarde,

Le jeûne, thérapeutique des maladies chroniques

- toutes les maladies dues au dérèglement chronique du métabolisme tissulaire et pour lesquelles il faut profondément modifier le terrain (rhumatismes musculaires ou articulaires, spondylarthrose, ostéochondrose, arthroses),
- les maladies chroniques de la peau (eczéma, psoriasis),
- les troubles de la circulation veineuse,
- les allergies de la peau et des muqueuses.

Guérir de maladies « incurables »

Certaines maladies qui semblent incurables peuvent être guéries ou stoppées dans leur évolution par le jeûne joint à un traitement naturel approprié. C'est le cas des migraines, des maux de tête chroniques, du glaucome à ses débuts, de la porphyrie.

Qui ne doit pas jeûner ?

- ceux qui n'ont aucune réserve : les individus mal nourris, épuisés physiquement et nerveusement (suite à une longue maladie, à une opération). Ceux qui ont perdu du poids de façon importante (en cas de tuberculose ou de cancer par exemple),

• les malades mentaux qui ne peuvent être responsables d'eux-mêmes,

• ceux dont le psychisme est profondément perturbé, car ils n'ont ni le calme ni l'assurance nécessaire,

• les individus surmenés physiquement et nerveusement. Huit jours de vacances leur seront nécessaires avant d'entreprendre un jeûne de longue durée.

Qu'entend-on par « cure de jeûne clinique » ?

La cure de jeûne

Le mot « cure » désigne un traitement thérapeutique bien déterminé d'une durée préétablie de plusieurs semaines sous contrôle médical.

Le jeûneur vit alors en clinique, en compagnie d'autres jeûneurs. Il est dans un milieu entièrement consacré au jeûne. Il accepte de se soumettre à un règlement intérieur précis qui interdit par exemple l'alcool et le tabac et garantit un certain calme la nuit et à l'heure de la sieste ; bref les règles exigées lors d'une cure. Ces contraintes sont largement compensées par un environnement coloré et chaleureux. Une clinique de jeûne ne doit pas ressembler à un hôpital.

Les cliniques de jeûne allemandes ont notamment un style particulier fruit d'une longue expérience. Le jeûne est suivi d'un régime approprié. Les activités physiques sont judicieusement déterminées : randonnée, natation, jeux, gymnastique, découverte de l'environnement naturel : lumière, espace, eau, paysages agréables.

Des massages, des bains, des saunas, des traitements par la méthode Kneipp, des exercices respiratoires et moteurs complètent ces activités. Tout ce travail est approfondi par de nombreuses études effectuées sur la santé dans des groupes de travail ou lors de conférences. Ces recherches enfin baignent dans un climat culturel de musique, de discussion et de débats.

Diète intégrale

Il est maintenant peut-être plus aisé de comprendre la différence entre la diète intégrale et la cure de jeûne préconisée ici, bien qu'il ne s'agisse que de deux aspects de la thérapeutique par abstinence alimentaire.

L'assistance psychologique de personnes ayant l'expérience du jeûne (médecin, infirmière, personnel traitant) est décisive pour réussir un jeûne de longue durée en clinique.

À l'issue du jeûne préventif, le patient a besoin d'être médicalement suivi comme il le serait dans un hôpital.

Le jeûne en clinique

Le jeune thérapeutique clinique est pour les médecins qui en connaissent bien la technique une méthode de traitement qui repose sur des bases scientifiques.

La clinique de jeûne offre une grande sécurité grâce à ses possibilités de diagnostic, au suivi du patient (mesures de laboratoires, analyses sanguines, etc.) et son service d'urgence permanent comprenant médecins et infirmières.

Index

Quelques livres pour aller plus loin

Sur le jeûne :

BERTHOLET (Éd.) Dr : *Le Retour à la santé par le jeûne*, Éd. Genillard, Lausanne, 1974.

SHELTON (H. M.) : *Le Jeûne*, Courrier du Livre, Paris, 1970.

Sur l'alimentation saine :

AUBERT (C.) : *Une autre assiette*, Debard, Mens, 1979

AUBERT (C.) : *Fabuleuses légumineuses*, Terre vivante, Mens, 1989.

AUBERT (C.) : *La nouvelle assiette*, Terre vivante, Mens, 2000.

CHENOT (C.) : *La Santé par les crudités*, M.A. Éditions, Paris, 1982.

DEXTREIT (R.) : *Vivre sain*, Éd. Vivre en Harmonie, Paris.

KOUSMINE (C.) Dr : *Soyez bien dans votre assiette jusqu'à 80 ans et plus*, Tchou, Collection « Le Corps à vivre », Paris, 1980.

Sur la santé :

Le petit guide de la cure de raisin, Terre vivante, Mens, 1991.

JACKSON (R. J.) : *Ne plus jamais être malade*, Albert Müller, Rueschlikon (Suisse), 1958.

Sur les techniques corporelles :

IYENGAR (B. K. S.) : *Yoga dipika. Lumière sur le yoga*, Buchet-Chastel, Paris, 1983.

LYSEBETH (van A.) : *Pranayama. La dynamique du souffle*, Flammarion, Paris, 1981 (3e éd.), 311 p.

J'apprends le yoga, Flammarion, Paris, 1980 (8e éd.).

RUCHPAUL (E.) . *Connaissance et technique du Hatha Yoga*, Denoël, Paris, 1965.

SCHULTZ : *Le Training autogène. Méthode de relaxation, auto-décontraction concentrative. Essai pratique et clinique*, P.U.F., Bibliothèque de psychiatrie, Paris, 1982 (9e éd. mise à jour, 1re éd. 1958).

Sur la méthode Kneipp :

DERMEYER (J.) Dr : *Cures d'eau.* Méthode Kneipp, Andrillon, Soissons, 1977.

Vie et action : *Hydrothérapie. L'eau en hygiène naturelle. Méthode Kneipp*, n° H.S. 62 bis, 1980.

Dépôt légal : janvier 2014
IMPRIMÉ EN FRANCE

Achevé d'imprimer le 20 janvier 2014
sur les presses de l'imprimerie « La Source d'Or »
63039 Clermont-Ferrand
Imprimeur n° 16848

PEFC
PEFC/10-31-2008

Dans le cadre de sa politique de développement durable,
La Source d'Or a été référencée IMPRIM'VERT®
par son organisme consulaire de tutelle.
Cet ouvrage est imprimé - pour l'intérieur - sur papier offset 110 g
provenant de la gestion durable des forêts,
produit par des papetiers dont les usines ont obtenu
les certifications environnementales ISO 14001 et E.M.A.S.